逆境突围：
失能老人心理重建与家庭照护

李　丹　辛亚坪
向黎明　张　凯 ◎ 著

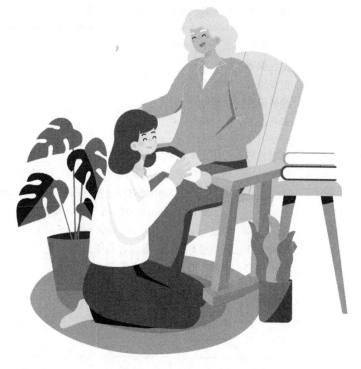

四川大学出版社
SICHUAN UNIVERSITY PRESS

图书在版编目（CIP）数据

逆境突围：失能老人心理重建与家庭照护 / 李丹等
著 . 一 成都：四川大学出版社，2024.6
ISBN 978-7-5690-6739-2

Ⅰ．①逆… Ⅱ．①李… Ⅲ．①老年人－护理－研究
Ⅳ．① R473.59

中国国家版本馆 CIP 数据核字（2024）第 067162 号

书　　名	逆境突围：失能老人心理重建与家庭照护
	Nijing Tuwei: Shineng Laoren Xinli Chongjian yu Jiating Zhaohu
著　　者	李　丹　辛亚坪　向黎明　张　凯

选题策划：梁　平　杨　果　李　梅
责任编辑：梁　平
责任校对：孙滨蓉
装帧设计：裴菊红
责任印制：王　炜

出版发行：四川大学出版社有限责任公司
　　　　　地址：成都市一环路南一段 24 号（610065）
　　　　　电话：（028）85408311（发行部）、85400276（总编室）
　　　　　电子邮箱：scupress@vip.163.com
　　　　　网址：https://press.scu.edu.cn
印前制作：四川胜翔数码印务设计有限公司
印刷装订：成都市新都华兴印务有限公司

成品尺寸：170mm×240mm
印　　张：14
字　　数：285 千字

扫码获取数字资源

版　　次：2024 年 6 月 第 1 版
印　　次：2024 年 6 月 第 1 次印刷
定　　价：68.00 元

四川大学出版社
微信公众号

前　言

我国老龄人口规模大、增速快，是中国式现代化老龄社会治理所面临的基本国情。2022 年末，我国 65 岁及以上人口约 2.1 亿人，占总人口比重 14.9％[①]，标志着我国已进入中度老龄社会。随着人均预期寿命的不断延长，疾病谱逐渐以慢性病为主，老人多病共存、失能失智等问题日益突出，广泛影响到老人个体身心健康及家庭和谐。据不完全统计，截至 2022 年，我国失能老人数量约为 4400 万人，预测到 2030 年和 2050 年，我国失能老人数量将分别达到 6168 万和 9750 万人[②]。失能风险已然成为社会风险，失能老人照护问题已成为我国积极应对人口老龄化国家战略中的重大挑战与艰巨任务。

老年是不可逆的生命历程，照护是人类与生俱来的本能，家庭是提供照护的基础。对于失能老人而言，失能意味着身体能力、活动功能与社交能力的消减与丧失，常常带来无能、无用、累赘乃至羞耻等负面认知，使得失能老人往往成为现实中的"边缘人"或"隐形人"。对于失能老人家庭而言，"一人失能，全家失衡"是对失能老人家庭困境的真实写照。研究表明，我国 90％的失能老人主要由家庭成员照护，家庭照护者往往面临着巨大的资源冲突与身心压力。而少子化、空巢化、独居化的发展趋势使家庭照护模式脆弱性凸显，难以持续。中国式家庭照护何去何从？失能老人照护的家庭—社区—社会共同体如何构建？如何有效调动失能老人的积极心理资源？如何以失能老人为重点，实现政府、社会、市场与家庭照护的协同善治？上述问题构成了本书研究的基本出发点。

失能既是一个客观事实，也是一个经由社会信息加工的自我建构，可见，影响失能老人身心健康的因素颇为复杂。国内关于失能老人需求及照护的相关

---

① 民政部、全国老龄办：《2022 年度国家老龄事业发展公报》，2023 年。

② 中国老龄科学研究中心：《中国老龄产业发展报告（2021—2022）》，社会科学文献出版社，2023 年，第 76 页。

1

研究成果颇多，多数研究关注失能老人的心理困境、心理需求及家庭照护的困境，强调老化、抑郁、缺陷、依赖等负面影响，忽视了失能老人积极的心理资源、能力及其对身心健康的影响，也缺少对中国传统文化中的家庭照护资源要素及其互动机制的深入挖掘。比如，"家有一老，如有一宝"，包含了敬老孝老爱老的中国传统文化心理。"久病床前无孝子"也折射了"孝为先"的文化规范与现实行为的冲突。与国内研究不同的是，西方的研究成果更多关注老人的主体性、能动性、自我效能与控制感，比如在养老机构的实验研究揭示了自我效能感对老人活动能力、心理健康与幸福感的积极作用，破除了老人依赖他人照顾的成见。本书的研究发现与此有异曲同工之处。

失能老人照护是我国基本养老服务体系建设中的重点，是健康老龄化战略实施中的痛点问题。本书中的"失能老人"是指年龄 60 岁以上，因疾病、衰老、伤残等引发身体功能的部分或全部丧失，导致正常的活动能力受到限制或缺失，日常生活不能自理或部分自理的老人。这里的定义包括失能与半失能老人。健康老龄化指发展和维护老年健康生活所需的功能发挥过程，包括内在能力和功能发挥两个维度，前者指个体生理与心理健康功能的整合，后者指老人内在能力与环境的互动以实现个体价值的过程。本书基于积极老龄化、积极心理学、家庭系统理论、家庭抗逆力及老年可行能力发展等理论视角，通过对 30 多位失能老人及其照护者的深度访谈，800 多个失能老人家人或家庭的问卷调查，系统阐述了失能老人与家庭照护困境的现实状况、互动关系及破解之道。本书的内容主要包括三篇。

上篇是失能逆境的积极化重构，包括第一、二、三章。该部分系统分析了失能概念的内涵及其生理—心理—家庭—社会影响模式，刻画了老年失能带来的多重困境，提出了失能逆境突围的积极化重构框架——老年个体的积极心理能力开发与家庭抗逆力的整合，从而夯实失能老人照护的家庭共同体基础。

中篇是失能老人个体困境突围，包括第四、五章。该部分着眼于失能老人个体积极心理力量与优势的开发，通过深度访谈、问卷调查、案例分析、扎根理论等方法，系统构建了中国本土化的老年心理资本的概念、要素及测度量表，提出了通过心理资本要素激发与增值，从而实现失能老人个体的积极心理重建；通过家庭、社会、市场、政府等多元主体协同共治，实现家庭照护与社会照护的有机结合及互动协调。

下篇是失能老人家庭逆境跨越，包括第六、七、八、九章。该部分立足于失能老人家庭照护共同体的构建，分别从家庭信念系统、资源系统、行动系统、关系系统等系统要素的激活和重塑，系统阐述了失能老人家庭抗逆力的内涵、要素、动力机制及家庭照护的类型；从失能老人照护的家庭—社区—社会共同体的构建视角，提出了多元主体协同、多种政策并举以及智慧技术赋能的失能老人照护服务格局，从而为积极应对深度老龄化背景下失能老人家庭照护的逆境突围，提升失能老人生活质量与幸福感提供政策建议与可行路径。

鉴于失能老人及家庭困境问题的普遍性，本书的撰写将努力把握学术性、专业性、通俗性与可读性的关系，尽量减少晦涩的专业术语，而将更加丰富鲜活的实际案例和著者多年的研究心得呈现给读者，希望更多的读者愿意阅读并有所收获。本书对于养老服务、失能老人照护、老年心理、家庭抗逆力、积极老龄化、健康老龄化等领域的学术研究具有借鉴作用，对于关注失能、失能老人及家庭照护问题的政府部门及社会各界人士亦具有参考价值。

尽管参与研究与撰写的四位著者竭尽全力，但由于水平有限，书中错漏之处在所难免，敬请各位专家指正。

著 者
2024 年 1 月

目　　录

下篇　失能老人家庭逆境跨越

上篇 ○ SHANG PIAN

失能逆境的积极化重构

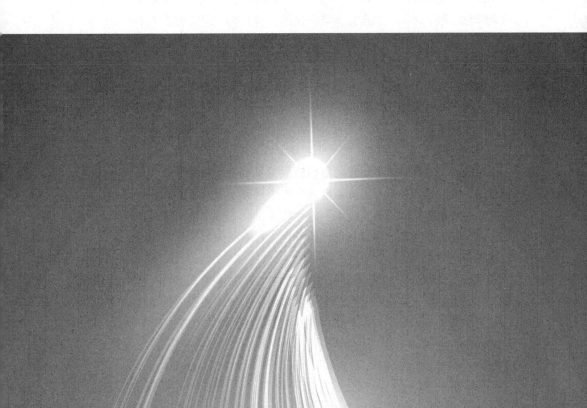

世界上最遥远的距离，不是天各一方的空间分隔，也不是沧海桑田的岁月变迁，而是心灵间的无法触及和情感上的难以交融。生命瞬息万变，很少有人停下脚步去思考那些与时代潮流脱节的人。尽管我们之间相隔的年龄数字差距并不太大，但却仿佛有着千山万水之隔，使得我们被一种无法逾越的距离分隔——生理、社会、精神的距离。

失能老人的生活状态既体现了老年群体晚年的生活状态，又集聚了老年健康丧失后的"失能"所呈现的多重困境，并反映着全社会乃至全世界对失能老人的诸多或消极或积极的观念认识和社会规制。可以说，失能老人的生活状态、生命质量是当下老人生活状态、生命质量群像的缩影，关注和解决失能老人的多重困境既是积极老龄化的题中之义，亦是健康老龄化的关键目标。对失能老人的多重逆境进行积极化重构是促使失能老人及家庭"突围"的核心要义。本篇的章节安排如下：

首先，失能老人的"失能之困"是什么？在第一章中，我们描述刻画了失能老人的多重现实生存图景，揭示出来自个体、家庭、社会及制度等多维层面上，失能老人"被包围""被隐形""被剥夺""被折磨"的困境问题，希望失能老人的处境"被看见"。

其次，失能老人逆境积极化重构的理论基础是什么？第二章从积极的、发展的视角阐述了失能老人个体心理资本及其家庭抗逆力对突破失能困境的理论可行性，引入积极老龄化、健康老龄化、心理资本、家庭抗逆力、家庭系统理论等理论，阐明失能老人逆境可以被积极地重构。

最后，失能老人逆境如何积极化重构？第三章提出了如何挖掘、识别失能老人家庭中的积极资源，如何整合个体积极心理能力与家庭积极力量，从而实现个体与家庭突破失能困境的共赢成长。

第一章　失能之困：失能带来的多重困境

随着人口老龄化快速发展，我国老年人口大量增加。《第七次全国人口普查公报（第五号）》显示，截至 2020 年末，我国 65 岁以上人口有 1.9063 亿，占总人口的比重为 13.5％。我国 14 岁以下人口约为 2.5338 亿，占总人口的 17.95％[①]。而在 2001 年末，65 岁及以上老年人口只有 9062 万，占总人口比重只有 7.1％；14 岁以下人口约为 2.8716 亿，占总人口比重则为 22.5％[②]。以上数据显示，中国已进入中度老龄社会，而且老龄化进展迅速。在不到 20 年的时间里，65 岁以上人口净增了约 1 亿，占总人口比重增长了 6.4 个百分点；而 14 岁以下人口则减少了 3378 万，占总人口比重降低了 4.55 个百分点。这一数据变化让我们看到了老龄化的危机。

同时，随着社会进步和医疗技术手段的提升，人类迈入长寿时代。然而长寿不等于健康，大量老人面临着身体机能衰退、疾病缠身等问题，多数老人在晚年患有慢性病，导致老人虽长寿却难以实现高质量的生活。截至 2022 年，中国全失能、半失能老人约有 4400 万[③]，其中有不少处于生命末期的老人，最后难逃"痛苦死"的结局。根据北京大学国家发展研究院主持的"中国健康与养老追踪调查"（CHARLS，2015），估计我国至少有 60％以上的老人口处在"病苦老龄化"的过程中[④]。

美国作家海明威在小说《丧钟为谁而鸣》中曾写道："谁都不是一座岛屿，自成一体；每个人都是一个碎片，那广袤大陆的一部分；如果海浪冲掉一块土地，家园就小了一点；如果一座海岬，如果你朋友或你自己的庄园被冲掉，也

[①] 国家统计局：《第七次全国人口普查公报（第五号）》，2021 年。

[②] 国家统计局：《中华人民共和国 2001 年国民经济和社会发展统计公报》，2001 年。

[③] 中国老龄科学研究中心：《中国老龄产业发展报告（2021—2022）》，社会科学文献出版社，2023 年，第 75～76 页。

[④] 赵耀辉：《实现健康老龄化是应对人口老龄化的关键举措》，《社会科学报》，2017 年 05 月 18 日第 1 版。

是如此。任何人的死亡都使我受到损失，因为我包孕在人类之中。所以不必打听丧钟为谁鸣，丧钟为你鸣。"[1] 海明威善意地提醒大家永远都不要漠视别人的苦难。诚然，社会就是一艘大船，所有人都在同一艘船上，当船上有一个人遭遇不幸的时候，这个人的不幸就可能影响全船的人。所以，永远不要对别人的不幸和苦难无动于衷，一个人的不幸就是全体人的不幸。而不幸如无常一般，如同失能风险对于每一位老人。

在理解失能老人面临的困境之前，首先需要理解失能的含义。失能的定义可划分为医学模式和社会模式。国际上对失能的定义为，一个人在日常生活中主要活动能力或生活能力的丧失或受限。这是个体健康测量的重要指标[2]。与普通老人不同，失能老人需要长期甚至终生的连续性照护，更易产生自卑、抑郁、焦虑等负面心理。对此，世界卫生组织（WHO）研发了一套标准化测量问卷系统，包括自理照顾、活动行走、视力辨认、疼痛不适、认知记忆、情绪精神、睡眠精神和人际交往八个失能域。这一系统涉及生理、心理健康和社会交往能力等多项内容，其目的在于综合评价个体健康状态[3]。我国学界对失能老人的定义为"生理、人体结构上某种组织、功能丧失或者不正常，丧失生活自理能力的老人"[4]。这一定义是基于医学模式，但在评价指标设计上则依据社会模式下失能定义的判别标准，即以上下床、穿衣、吃饭、如厕、洗澡等日常活动是否能够自己完成或受限作为判断标准，有学者认为比较局限[5]。

在学术界，关于失能定义的讨论产生于20世纪70年代美英两国的失能群体行动主义观点，这种观点挑战了失能医学概念对失能的定义。失能是一个有争议性的概念，在不同国家具有不同的内涵。失能可以用来指某些机构（特别是医学机构）认为需要修复的物理或心理属性（医学模式），失能也可能是由于社会环境自身的局限而给人们带来的限制（社会模式）。埃及学者 Nagi（1965）和英国学者 Badley 等（1987）分别从社会学和医学视角提出重新理解

---

① ［美］海明威：《丧钟为谁而鸣》，上海译文出版社，2011年，第1页。

② Momtaz Yadollah Abolfathi, Hamid Tengku Aizan, Ibrahim Rahimah: Unmet needs among disabled elderly Malaysians, Social science& medicine, 2012 (5): 859－863.

③ Martelli Celina Maria, Nascimento Nazareth Elias, Suaya Jose A, et al: Quality of life among adults with confirmed dengue in Brazil, American journal of tropical medicine & hygiene, 2011 (4): 732－738.

④ 裴晓梅：《老年长期照护导论》，社会科学文献出版社，2010年，第2页。

⑤ 陈申、崔焱、李现文等：《养老机构失能老人日常生活活动需求未满足状况调查》，《护理学杂志》，2017年第11期，第70～73页。

和定义疾病的后果①②。Nagi 构思和开发了失能的框架，包括四个核心概念，即积极活性病理、残损、功能受限和失能。Nagi 提出的功能受限和失能的概念与国际损伤、伤残及缺陷分类（International Classification of Impairments，Disabilities and Handicaps，ICIDH）的失能概念的范围相同；Badley 等将失能定义为以某种方式或在人类认为正常的范围内进行活动的任何限制或缺乏。Verbrugge 等（1994）将失能定义为由于健康或身体问题而难以在任何生活领域进行正常活动③。

"失能是一个过程"已成为国际上失能领域研究者的共识。由上述分析可知，"失能"是指衰老和疾病（慢性和急性病症）对特定身体系统功能的影响，以及对人们在社会中以个人所需的方式行事能力的影响。"失能"这一术语具有普遍性特征，涵盖所有功能的病理性后果。"过程"一词反映了对失能动态变化的旨趣，它既反映了功能性后果随时间推移的轨迹变化，也呈现了导致功能性后果变化的方向、速度和变化模式的因素。需要明确的是，失能过程还具有社会性特征。目前的大部分研究认为失能是一种个人特征，与年龄或职业类似。事实上，失能不是一个人本身所固有的；相反，它表示一个人与其生活环境之间的关系，失能是人与社会环境之间的鸿沟。当个人能力与活动需求之间存在差距时，特定活动会发生失能，而作为社会人的所有活动都是嵌入在一定的社会情境中的④。

既然"失能是一个过程"，对于失能老人多维困境的现实图景的刻画，我们认为也应当以过程的视角来描绘。因此本章将以一明一暗两条线索，带领读者走进失能老人多维困境的镜像。明线描绘老人从失能"被包围"开始，一步一步沦陷到"被建构"，直到死亡的最终过程；暗线则是一步一步从失能老人所面临的物理困境，走进失能老人的个体功能丧失导致的个体和家庭的边缘化，最终展现出失能老人的权威被消解而陷入"被剥夺"与"被折磨"的境地。在这样明暗相交的失能困境的描绘过程中，我们能看到失能老人晚年的人生百态。

---

① Nagi Saad：Some conceptual issues in disability and rehabilitation，Sociology and Rehabilitation，1965：100—113.

② Badley Elizabeth，Thompson Roger，Wood Philip：The prevalence and severity of major disabling conditions：a reappraisal of the government social survey of the handicapped and impaired in great Britain，International journal of epidemiology，1987（7）：145—151.

③ Verbrugge Lois，Jette Alan：The disablement process，Social science & medicine，1994（1）：1—14.

④ 王雪辉：《中国老年失能的理论再思考及测量模型构想》，《宁夏社会科学》，2020 年第 5 期，第 147~155 页。

第一节　被包围："一张床、一面墙、一扇门"

2021 年 12 月，我们在西安开展一项针对老人生活状态的调查，遇到了一位特殊的失能老人。这位失能老人幽居在被"一张床、一面墙、一扇门"包围的空间里，面临着生活的艰难和精神上的孤独。这位失能老人叫 L 奶奶，是西安莲湖区一位高龄老人。为了访问这位老人，我们跟随社区网格员，穿过一条又长又窄的巷道，经过黑漆的泥地，在步行半小时之后，来到一个破旧的小区，在一栋 20 世纪 90 年代风格的红砖楼房前停住了脚步。斑驳的楼墙透露出岁月的沧桑，老旧而狭小的楼梯间很阴暗，每一级台阶都似乎在吱嘎作响，仿佛在诉说着无数脚步经过的故事。

穿过昏暗的楼道，来到二楼，我们终于到达了目的地——失能老人 L 奶奶的家。老人家的大门是由外层铁栅栏门和内层的木质门构成的双层门，外层的铁栅栏门显然是为了防盗用的，然而两层门都有严重的掉漆状况，外层门更是有大量生锈迹象。据网格员称："这栋楼房都是原来火电厂职工的宿舍，这是当年给老人分配的房子，随着火电厂被整治之后，这些楼房早已年久失修，原来的住户大都搬离了这里。老人的丈夫早逝，有一个三十多岁的儿子还未结婚，母子相依为命，依靠儿子打两份工养活，这个时间儿子已经出去上班。由于老人失能常年躺在床上，无法开门，于是儿子便在铁栅栏门与木门之间挂了一个小盒子，里面放着钥匙，方便我们社区工作人员不时探望。L 奶奶跟外人接触得少，防备心很强，你们进去之后说话要谨慎一点。"说罢，便从两门之间挂着的灰色小盒子中拿出了两把钥匙，依次打开了两扇门。

当第二扇木门缓缓打开后，迎面而来的是一股浓郁的潮湿气息，这种气味混合着微妙的发霉和腐朽的味道，室内的空气似乎长时间未曾流通，每一次呼吸都能感受到那湿润而古旧的空气在肺部留下的痕迹。抬眼望去，眼前是一间大约 10 平方米的小屋子，其狭窄的空间令人感到窒息。墙壁紧紧地包围着，仿佛随时都在无声地向中心压迫，让人不由自主地缩小了身体。屋内摆设简陋而杂乱，老人的床正对着大门。床头的茶几上放置着一台老式彩色电视机，旁边还堆满了生活用品。在床的另一侧，放置着一个木质储物柜，里面隐约能见大大小小的各类药瓶。靠近窗户的一侧是一个旧沙发，散落着老人和她儿子的衣物以及毛毯、被子等物品。在电视机后面还有一张帘子，用来隔开她儿子的床。屋里的每一件家具都像是在与空间进行挤压的较量，透露出无奈与拥挤。低矮的天花板让人不得不低下头，增添了一种沉重的压迫感。窗户小得可怜，仅允许一缕微弱的阳光勉强挤进来，仿佛在这压抑的空间里，连光线都变得犹豫和无力。墙上悬挂的照片和装饰品，虽然在试图为这个狭小空间增添一丝生气，但在这压抑的环境中，它们反而显得更加凄凉，似乎在默默讲述着一个关于寂寞和遗忘的故事。站在这个狭小而压抑的屋内，感受着空间的局促和压迫，我们心中不禁涌起一股深深的悲哀。这不仅是一种物理上的限制，更是一种情感上的束缚，我们让人感受到生活的艰辛和无助。

听到开门的声音，老人便艰难地试图从床上起身，我们见状连忙冲到床边，和C女士合力轻轻地扶起老人。网格员将沙发上的被子和毛毯垫在老人背部，并小心翼翼地为老人穿上棉衣。安放好老人后，我们几人已大汗淋漓。老人嘴里不停念叨着"谢谢"，左手拿着一张纸缓缓伸出，看样子是想要为我们擦汗。旁边的C女士赶紧嘱咐："冬天冷，奶奶小心着凉。"在一番寒暄之后，老人跟我们介绍起她的故事。

据老人称，2007年丈夫去世，第二年，她由于突发脑梗，身体下肢瘫痪，自此往床上一躺就是13年，本来不富裕的家庭雪上加霜。正在读大学的儿子为了照顾她不得不辍学打工，从刚开始的一份工变成两份工，白天上班晚上做家教，挣的钱一大半都花在她的医药费上了。她内心对儿子很愧疚，觉得自己拖累了儿子，如果不是因为自己，儿子能够过上更好的生活，也说不定已经成家。说到这里，老人一时忍不住，情绪崩溃地说："我儿子就是太孝顺了，这么多年挣的钱都是为了保我这条命。要不是我这个病人，他也不会大学辍学，我就是孩子的拖累，天天只能躺着，我经常都在想我自己干脆早点死了，这样我儿子生活要过得好得多，也不会现在都还没成家，也不会害得儿子不幸福。"言至于此，老人早已潸然泪下，我与C女士也红了眼眶。原来于父母而言，他们更关注的并不是自己，而是自己的孩子。可怜天下父母心，父母都希望自己的孩子过得好，生活得幸福。L奶奶的儿子非常孝顺，这让她13年间身体上病情恶化情况并不严重，却也给她带来严重的心理愧疚感，在内心深处觉得亏欠自己的孩子。这份亏欠感和愧疚感，常年在心理郁积，长时间得不到宣泄和抚慰，在有人与其沟通的过程中，压抑的情绪终于得到了释放。在L奶奶看来，尽管她老了、身体失能，但儿子的幸福才是最重要的，每每念及儿子如此辛苦地支撑一个家，以至于三十多岁还未结婚，她便会认为自己的拖累导致了孩子的不幸福，如果自己这份拖累不在了，孩子生活就会过得幸福，因此多次产生自杀的念头。

　　安抚老人情绪平静之后，老人又跟我们讲述，这么多年来，除了去医院，她都一直待在这间屋子里，儿子在一个印刷厂上班，每天早上很早就出门，走之前会给老人煮碗粥，上班的地方离家不太远，儿子回来就15分钟的时间，因此每天中午会给她带饭回来，晚上回家为老人做完晚饭后，还要去当家教，晚上回来就10点多了，除此之外周末的时间也需要做家教来赚取津贴。因此，老人一方面与儿子两人深度相处的时间不多，每天大量的时间是独自躺在床上，没有人陪她说话。刚开始的时候，她还会看看电视，但电视里的节目大部分她都不喜欢，只能听个响，后来也就不爱看了。我们问老人是否感到孤独，老人说："说不孤独肯定是假的，我只能这样天天躺着，也没有办法做点什么，儿子把床挪到这里，让我可以看到窗户外的风景啊，天气啊，人啊，我就看窗户，慢慢就成了习惯，过一会儿就习惯性看窗户外面。"说着老人呆呆地盯着窗外，缓缓地补充："我不能下地走，我好久都没有出去外面了，要是能出去逛逛，呼吸一下新鲜空气就好了。"当我们问及她儿子有没有想办法带她出去逛逛的时候，她叹了一口气，说："要把我弄到屋子外面，靠一个人也不得行，儿子工作也非常累，回家的时候还要做饭、收拾卫生、喂我吃药，他压力大，回家之后说的话也少，我也就不爱跟他说这些，有几次他也问过我要不要出去看看，我就说不用，太麻烦了。把我搬出去万一哪儿摔了碰了，又还要医药费。"说到这里，她再次把目光看向那扇窗，在这个狭小的空间里，她似乎想透过那扇窗观看外面世界的丰富、多彩和繁华，然而在我们眼中看到的却只是枯黄的法国梧桐树叶随着寒风打着旋飘落的景象。外面的行人熙熙攘攘，屋内的老人躺在小床上默默地凝望。这一切形成了鲜明的对比，老人的生命被困在这间昏暗的、局促的屋子里，一张床、一面墙、一扇门，成了L奶奶无数个日夜的生活缩影，它困住了老人的身体，孤立了老人与这个社会的联系，也使得老人的精神世界逐渐变得荒芜，而那扇窗，既是老人唯一心灵得以寄托的地方，也承载着老人难以诉说的孤独。

　　大约两小时后，我们结束了访谈。临近告别之际，我们问L奶奶有什么我们可以帮助她的，以及要不要帮助她出门看看。她告诉我们，请政府有空多派人来看看她（她一直以为我们是政府工作人员），至于出门这件事，她笑着说不用了，婉拒了我们。走出老人家，我们和C女士心情异常沉重，老人的困境给了我们巨大的心灵冲击。正是这位L奶奶的生活场景让我们切身感受到失能老人处于整个社会中"被遗忘的角落"。"一张床、一面墙、一扇门"是失能老人生活的真实写照。其犹如一座"无形的牢笼"，困住了失能老人，也隔绝了失能老人。这反映出老人身体失能后在物理空间、社会空间和精神空间的边缘化状态。在这种边缘化状态下，他们生命的存在与价值正在被社会慢慢遗忘，米兰·昆德拉在与菲利普·罗斯探讨遗忘时曾说："遗忘是死亡的一种形式，贯穿于整个人生。"[①] 在存在主义者看来，死亡并不是一个结果，而是一个过程。当失能老人的生命存在与价值正逐渐被遗忘，他们就已经开始迈入死亡的过程。在这样一个逼近死亡的过程中，失能老人自身也会触发对自身生命存在意义的迷思，大量的老人在这样的迷思中流离失所。其中，轻则表现为得过且过、坐吃等死；重则陷入精神抑郁，甚至是走向自杀。根据国家卫健委统计信息中心等的统计，2016年中国老人中60~84岁老人自杀率高出中国平均自杀率3倍，85岁及以上老人自杀率则高出8倍[②]。而抑郁是导致产生自杀意念的关键因素[③]。因此，引导老人特别是失能老人走出对生命意义的迷思，重构逆境中的生命意义，对于缓解失能老人心理障碍具有重要意义，而帮助失能老人找到"一扇窗"，便成为点亮失能老人余生中的最后一道亮光。

第二节　被隐形："统计幽灵"与"连环枷锁"

在2020—2021年，我们团队走访调查了近百位失能老人，在此后的半年资料整理过程中，我们深深感受到了有一座"无形的牢笼"笼罩着这些苍老的生命，时刻禁锢着他们的身体与心灵，并逐渐将其推入社会边缘化的深渊。他们大多是80多岁的高龄老人，伴随着功能和器官的全面退化，记忆与理性也随时间逐渐丧失，轻者轮椅代步，重者长期卧床，他们都逐渐失去了对身体的掌控能力。而"身体失控"往往会诱发不可逆转的边缘情境，剥夺了他们生活的自由，使其困于家庭（或机构）这方寸之地，甚至如同被"囚禁"在床榻之上，难以与社会外界发生联系。同时，"身体失控"会给老人带来"长护老人"和"失能（智）老人"的新标签，与原本的社会身份形成强烈的冲突，导致个体陷入"无用"与"无助"的心理困境，进而封闭自我，减少社会联系和社会

---

① ［美］菲利普·罗斯：《行话：与名作家论文艺》，蒋道超译，译林出版社，2010年，第113页。

② 国家卫健委统计信息中心、中国疾病预防控制中心慢性病非传染性疾病预防控制中心：《中国死因监测数据集（2016）》，中国科学技术出版社，2017年，第69页。

③ Jorm A F, Henderson A S, Scott R, et al：Factors asso—ciated with the wish to die in elderly people，Age ageing，1995（5）：389—392.

互动。此外，目前低水平的社会保障待遇难以支付"身体失控"带来的高昂的照护成本与医疗费用，导致部分失能老人不能获得基本的疾病治疗与生活照料，甚至出现"孤独死"。

这些衰弱失能的老年群体在社会上是"隐形"的，被称为"统计幽灵"①。其生存现状和社会需求因无法表达而被忽视，他们逐渐成为与世隔绝的边缘人，在无人关注的角落孤独终老。

一、"统计幽灵"下的失能老人边缘化

边缘化研究起源于 Park 的"边缘人"理论。在社会学研究领域，边缘化研究的主要目的是为作为一种特定的现代化社会类型、过程和社会关系的边缘化分析提供一个参考概念框架②。因此，即使边缘化研究是源于边缘人理论，但其中心问题并非对不同的"陌生人"和"边缘人"进行分类和描述其边缘化心理，而是重点研究导致他们边缘化、社会排斥和地位降低的社会过程。边缘化本质是一种被建构出来的相对概念，包括"心理边缘"和"结构边缘"两种研究取向。

"心理边缘"这一研究取向是在继承 Park 的"边缘人"理论上发展而来的，侧重于研究边缘化过程中社会文化因素对夹缝中生存的少数群体造成的心理影响，研究的重点是边缘心理特征。比如，Park（1928）发现了移民身上普遍存在精神不稳定、自我冲突、不安不适等特定的边缘性人格③；而 Stonequist（1937）发现个体一旦不能适应两种不同文化的冲突矛盾就会出现"边缘人"的典型心理特征，如自我认同混乱、容易紧张不安、缺乏归属感、敏感自卑④。同样地，Goldberg（1941）也在不同的研究对象中观察到了其他的边缘化心理特征，如偏执冷漠、内向封闭、焦虑暴躁⑤。心理边缘化问题一

① Logue B J：Modernization and the status of the frail elderly：perspectives on continuity and change，Journal of cross-cultural gerontology，1990（4）：345-374.

② Bankovskaya S：Living in-between：the uses of marginality in sociological theory，Russian sociological review，2014（4）：94-104.

③ Park R E：Human migration and the marginal man，American journal of sociology，1928（6）：881-893.

④ Stonequist E V：The marginal man：a study in personality and culture conflict，Scribner/simon & schuster，1937：1-10.

⑤ Goldberg M M：A qualification of the marginal man theory，American sociological review，1941（1）：52-58.

般与社会文化适应密切相关，"亚文化"和"异文化"群体是心理边缘化研究的重点对象[①]，如移民群体、同性恋者、艾滋病患者、失独人群等。

　　"结构边缘"研究取向的分化源于 Dickie-Clark 的边缘化情境研究，其侧重于研究外部的社会结构和情境要素对个体造成的压力和影响，研究重点是边缘化发生的社会情境。Dickie-Clark（1968）从等级秩序的视角对"边缘化情境"的概念进行界定，即"在某种等级秩序下的个体身份存在着不一致，并且还具有等级结构所规范的群体性"[②]，这种边缘化情境会给个体带来"阶级困境"及"地位困境"。此外，Kerckhoff 和 McCormick（1955）则从群体关系角度来建构边缘化情境的概念，提出了"关系困境"，认为这种困境会让边缘群体的社会需求无法得到满足[③]。Lindquist 和 Hirabayashi（1979）从心理困境的角度构建边缘化情境，即个体由于同时拥有两种相互矛盾或被不同评价的状态而可能面临着不相容的信念、态度和行为期望的社会情境[④]，本质上揭示的是社会文化带来的结构排斥。这些边缘化情境的产生与社会结构和社会制度的排斥密切相关，因此，结构边缘化群体一般都是弱势群体，比如贫困人口、农民工、残疾人、失地农民等。

　　基于上述研究，可以从边缘化情境的概念定义中归纳出边缘化困境演进的常规路径[⑤]（见图1-1）。首先，"边缘化诱因"出现。边缘化问题的源头和起因，可能是外部的社会情境要素，也可能是个体或群体自身的内部因素。如失地农民的边缘化是政策改变导致农民失去土地，属于外部因素；而艾滋病患者的边缘化诱因则是个体自身感染，属于内部因素。其次，"边缘化情境"产生。"边缘化诱因"的出现会改变当前个体或群体的社会处境，包括身份角色、互动关系、社会地位等，出现各种社会矛盾与冲突，导致个体或群体陷入困境，即边缘化情境，如社会排斥、关系网络断裂、社会角色冲突等。最后，"边缘化状态"形成。在长期的、频繁的边缘化情境影响和作用下，个体或群体就会

---

　　① 徐晓军：《社会边缘化及其应对——"社会互构论"的视角》，《西北师大学报（社会科学版）》，2018年第6期，第42～50页。

　　② Dickie-Clark H F：The marginal situation：a sociological study of a colored group，Social forces，1968（1）：99.

　　③ Kerckhoff A C，Mccormick T C：Marginal status and marginal personality，Social forces，1955（1）：48～55.

　　④ Lindquist N，Hirabayashi G：Coping with marginal situations：the case of gay males，Canadian journal of sociology，1979（2）：87～104.

　　⑤ 徐晓军、张楠楠：《社会边缘化的"心理—结构"路径——基于当代中国失独人群的经验研究》，《社会学研究》，2020第3期，第145～168页。

陷入结构边缘化或心理边缘化的困境之中。边缘化状态的具体表现与个体的适应能力和心理特征密切相关，结构边缘化和心理边缘化之间还存在相互影响[1]。边缘化对象可能只出现单一类型的边缘化，也可能存在双重边缘化现象；同时，边缘化困境还可以从结构层面传导至心理层面，也可能从心理层面发展到结构层面，甚至可能出现恶性循环[2]。这些发现为失能老人边缘化问题的生成与演进提供了清晰的路径方向。

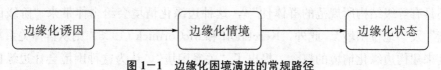

图 1—1　边缘化困境演进的常规路径

　　从现实状况来看，失能老人群体的边缘化困境是一个复杂的综合性问题。第一，边缘化诱因可能是多重的。既有基于老年群体自身的年龄、健康等内部因素的直接作用，也存在社会文化、社会流动、居住安排、政策变动等外部因素的间接影响，且两者存在联动效应，比如很多老人失能以后会被接到子女家照顾或送到养老机构，内外因素同时发生改变。第二，边缘化情境是全方面的，涉及制度框架、公共服务、社会文化、家庭结构、社会网络、社会地位等多种社会情境要素。现有研究侧重于失能老人的照护困境，而忽视了制度困境、关系困境、角色困境、文化困境等其他边缘化情境，而且这些结构性排斥之间存在潜在的影响，比如消极的老化态度会渗透到群体关系、制度设计、家庭结构中，会深化其他社会结构层面的排斥。第三，边缘化状态是双重且互相影响的。既存在从外部的结构边缘化传导至内在的心理边缘化现象，也存在由内而外的"心理—结构"边缘化发展路径，比如高社会地位的失能老人往往是从心理边缘化发展到结构边缘化，强烈的自尊让他们无法接受自己的失能，产生严重的自闭和抑郁特征，进而发展到断绝社会关系、排斥外部帮助的境地。上述特征消解了传统研究中将社会生活分领域离散化处理（如经济领域、政治领域、文化领域等）的有效性，因此，还原失能老人生存现实的全貌、解构出失能老人社会生活中的边缘化深度与广度，需要借助更具整合性的理论视角来展开研究。

---

　　① 李丹、辛亚坪：《从失能到"隐形"：空间理论视角下失能老人边缘化困境的生成过程》，《老龄科学研究》，2024 年第 2 期，第 30~46 页。

　　② 徐晓军、安真真：《结构边缘与心理边缘：边缘性研究的路径》，《学习与实践》，2015 年第 9 期，第 89~98 页。

二、"连环枷锁"中的失能老人家庭边缘化

家庭是组成社会的基本单元，而家庭自身则是由一个个家庭成员依赖家庭关系来构建的命运共同体，可以说家庭是联结"个体—社会"的中间纽带，无论是考量社会对个人的影响还是探究个体如何适应社会，都必须纳入家庭这一重要的分析视角。在失能老人家庭中，失能老人个体层面的"统计幽灵"现象毫无疑问带来的结果就是失能老人的边缘化，而这种边缘化又会反过来强化、加深"统计幽灵"现象，形成恶性循环。值得注意的是，由于失能老人个体与家庭联结在一起，其个人的边缘化困境发生二次作用时，这种二次影响则不仅将"被隐形"的作用力施加于失能老人个体，更将这种作用力依次施加于失能老人的照护者、家人甚至扩散到整个家庭结构中，这种"被隐形"的作用力如同一条连环枷锁，以失能老人为核心，将围绕着失能老人周边的人和组织拉入一张难以挣脱的大网之中。此时，"统计幽灵"们将集体"被隐形"，整个社会这张大网中出现许多结构性的空洞，这些空洞如同更大的"牢笼"进一步困住失能老人及其家庭，使其更难以从失能的艰难处境中脱困。

"一人失能，全家失衡"正是"连环枷锁"的直接体现。家庭照护是当前我国老人养老的主要方式，所谓"9073"养老格局，即指90％的老人居家养老，约7％的老人依托社区支持养老，3％的老人入住机构养老。中国老龄科学研究中心发布的《中国老龄产业发展报告（2021—2022）》显示，截至2022年末，我国全失能、半失能老人数大约有4400万[1]，失能老人照护需求巨大。而现实中，一方面，我国专业化失能照护服务市场不发达，专业性的失能照护机构缺乏，政府购买的照护服务短缺；另一方面，大多数照护机构都不愿意接收生活不能自理的老人，担心给机构带来风险，往往拒收失能老人或者收取高昂的照护费用。因此相对于失能老人数量，机构性照护服务远远不能满足广大失能老人的照护服务需求。家庭在失能老人照护服务上几乎没有选择的余地，由此使得家庭承担失能老人长期照料的责任明显加重。而中国传统观念中的"孝"道文化对家庭照护的推崇，对子女选择赡养老人的方式形成了一种道德上的约束，仿佛不在家中赡养老人，便是不孝行为；老人个体、亲属、社会大众等对于将老人送往养老机构这一行为也往往产生一种本能性的负面想象。由

---

[1]　中国老龄科学研究中心：《中国老龄产业发展报告（2021—2022）》，社会科学文献出版社，2023年，第75～76页。

此，一方面，社会性失能照护资源匮乏，造成失能老人家庭在照护时几乎"没得选"；另一方面，即便有的失能老人家庭在照护失能老人时"有得选"，但碍于"孝"的传统，仍选择了家庭照护，使得失能老人照护责任全部落在了家庭中，导致失能老人家庭面临沉重的照护压力，我们所观察到的中国失能老人的照护困境，大多也都发生于家庭这一情境。

三、失能老人个体及家庭的"被隐形"

养老是一场艰苦卓绝的战斗，家庭是这场战斗的主阵地。然而对于失能老人及其家庭而言，对抗失能是战斗的主旋律，而由于老年失能的不可逆，这场名为对抗失能的战斗则永远不可能获胜。由于失能老人具有特殊性，失能老人照护与普通老人照护在多个方面存在显著差异。失能老人由于身体或精神上的限制，需要更多更细致的专业照护与精神慰藉。以下是这两者的主要不同点：

（1）护理程度和时间投入不同。普通老人照护通常只需要提供涉及生活辅助、情感支持和一些基本的日常照料；失能老人照护则需要 24 小时的全天候监护和照料，在日常照料基础上，还需要提供日常生活活动（如进食、穿衣、洗澡）照料、服药管理、移动辅助等。

（2）所需专业技能和知识要求不同。普通老人照护通常不需要特别的医疗或护理技能；失能老人照护大多需要特定的护理技能，如处理压疮、辅助康复训练、进行物理治疗、管理特殊医疗设备等。

（3）心理和情感支持的需求不同。在普通老人照护中照护者更多关注社交互动和情感上的慰藉；但在失能老人照护中照护者除了提供情感支持外，还需应对老人可能出现的情绪波动、认知障碍等心理问题。

（4）经济负担的压力不同。普通老人照护的经济负担相对较轻，主要包括基本的生活支出和一些休闲娱乐费用；失能老人照护需要专业的照护服务和医疗支持，家庭经济负担通常更重。

（5）家庭影响和社会资源利用程度不同。普通老人照护对家庭的影响相对有限，对外部资源的依赖程度相对较低；失能老人照护对家庭成员的生活和工作产生较大影响，通常需要社会资源如专业照护人员、医疗支持和政府援助。

（6）法律和伦理考虑不同。普通老人照护通常涉及的法律和伦理问题较少；失能老人照护可能涉及更多的法律和伦理问题，如决策能力的评估、代理护理决策等。

与普通老人照护相比，失能老人照护要求更高的专业知识、更多的时间和精力投入，以及更大的经济和心理承受能力，由此带来的是家庭照护负担的加重。我们在调查过程中发现，失能老人家庭中至少有一人专门负责照看老人，失能程度严重的老人的照护人数至多同时达到 3 人。由于经济水平和家庭人手的不同，城市家庭中失能老人照护人数总体上多于农村失能老人的家庭照护人数，农村失能老人无人照护的案例也显著多于城市。在失能老人的家庭照护成员角色上，主要以子女、配偶、保姆（城市有一定比例）为主。此外，老人因病导致失能的情况占据主流，正常衰老而失能的老人相对较少，大多数老人失能都是由中风、脑梗、癌症等重大疾病造成的。因此，这些家庭往往面临着沉重的经济、精神、时间、身体等方面的压力与负担。照顾者需要牺牲个人的工作和社交活动，甚至影响身心健康。由此可见，一位家庭成员的失能不仅影响到个人，还可能打破整个家庭的平衡，对家庭的结构和功能产生深远的影响[1]。

综上所述，失能老人个体的边缘化困境通过家庭场域，转化为家庭走向边缘化困境的诱因。伴随着失能老人个体的边缘化，由于家庭照护资源与能力有限、家庭成员谋求生计压力增大、家庭照护低效化、家庭照护者社会认可价值低、传统"孝"文化带来的机构养老污名化风险、家庭外部社会支持低等边缘化情境要素难以消解，边缘化诱因与边缘化情境之间逐渐形成多种冲突，包括工作压力与照护责任带来的"价值冲突"困境、照护价值隐性化与社会隔离产生的"身份融合"困境、照护低效化与文化污名化的"家庭决策"困境、照护人力资源短缺与信息资源匮乏的"资源贫困"困境、关照个体与支持家庭的"社会支持"困境[2]。这些冲突长期得不到缓解，导致失能老人家庭层面上的结构性排斥和功能性障碍，最终失能老人个体边缘化困境渗透到家庭的结构和功能，使得失能老人家庭也逐渐陷入边缘化困境状态，这样失能老人的个体"统计幽灵"与家庭"统计幽灵"联结在一起，形成失能老人家庭照护困境中的"连环枷锁"现象，而"连环枷锁"的直接结果便是失能老人整个家庭的社会存在和价值"被隐形"。

---

① 赵怀娟：《城市失能老人的资源禀赋与家庭照护质量的关系》，《中国卫生事业管理》，2013 年第 9 期，第 711~714 页。

② 闫萍：《失能老人家庭照护者的社会支持研究——基于北京市的分析》，《北京行政学院学报》，2019 第 3 期，第 73~81 页。

第三节　被剥夺："权威消解"与"老人不老"

在阿图·葛文德（Atul Gawande）的著作《最好的告别》中有这样一段话："从历史上来看，对于老人来说，没有比现在更好的时代了。代与代之间的权力角逐关系通过重新协商而化解，方式并不像人们想象的那样。与其说老人丧失了传统的地位和控制权，不如说他们分享了新的地位和控制权。现代化并没有降低老人的地位，而只是降低了家庭的地位。它赋予人们，包括年轻人和老人，一种更多自由（包括更少受制于其他几代人的自由）、自主、自助的生活方式。老人不再受到崇拜，但那并不是因为被对年轻人的崇拜所代替，而是代之以对独立的自我崇拜。"① 从阿图·葛文德的这段话可以看出，他认为现代社会中老人的传统权威并非如浪漫主义者所认为的那样陷入丧失，现代化所带来的影响是生产和生活方式的改变，通过推崇个体自主性来实现对代际权力的调整，传统的老人的权威被更加平等的代际权力替代，而更加平等也意味着老人在家庭权力的平等协商中也能分享年轻人的权力。

我们必须承认，现代化确实赋予了老人更大的个体自主性，例如退休制度和养老金的普及给予了整个社会中老人更多的闲暇时间和更强的经济基础，让老人有更多自主的时间和更强的经济自主能力。阿图·葛文德以一种积极和乐观的态度来看待现代化对老人权威的影响，然而这样的观点却隐藏着一种过度简化的倾向，社会现代化与老人地位、权力、权威之间并不是简单的线性单向关系，这从不同社会中存在的家庭变迁多样化的现实便可以得以印证。如在中国农村社会中伴随着现代化、城市化的推进，老人地位降低成为不争的事实，其原因在于中国农村社会正处于从传统社会向现代化社会转型的初期，随着现代化的推进，传统的基于父辈权威的传统家庭制度和观念已经发生了很大变化②。老人家庭和社会地位变低的同时，由于现代化程度不高，老人的社会和文化支持资源并没有增加，平等协商的现代家庭观念尚未建立，因此老人在家庭和社会中的地位、权力降低并非一种良性调整，而是一种单向消解。而只有

① ［美］阿图·葛文德：《最好的告别》，王一方、彭小华译，浙江人民出版社，2015年，第392页。

② 张新辉、李建新：《现代化变迁与老年人家庭地位演变——以代际同住家庭经济决策权为例》，《人口与经济》，2019第4期，第94~106页。

在现代化程度更高的城市地区，现代化在削弱传统尊长抑幼的规范时会引入平等协商的现代家庭观念来进行调整①。因此，以一种过度简化的思维方式来看待现代化对老人权威的影响就显得机械和呆板，应当从现代化的不同阶段来考察其对老人在家庭和社会中的地位和权力的不同影响。

一、现代化消解老人家庭与社会权威

现代化与老人家庭地位和权力之间的关系一直是老年学研究中的一个核心议题②。提到现代化，就不得不对现代化的内涵进行追问。我国社会学家郑杭生曾指出，"社会现代化是指一种特殊的社会变迁过程，即社会在日益分化的基础上，进入一个能够自我维持增长和自我创新，以满足整个社会日益增长的需要的全面发展过程"③。根据罗荣渠的研究，现代化的含义大致可归纳为以下四点：经济上，现代化大致等同于工业化，是经济落后国家实现工业化的过程；政治上，现代化是经济落后国家通过技术革命赶超世界先进国家的历史过程；社会结构上，现代化是自工业革命以来人类社会从传统向现代的转变过程；文化上，现代化主要是一种心理态度、价值观和生活方式的变迁过程，是我们这个时代的一种文明形式，是全面的理性发展的过程。罗荣渠对于社会地位的涵义也进行了探讨。他认为所谓社会地位，指的是社会关系空间中的相对位置以及围绕这一位置所形成的权利义务关系④。

现代化与传统社会的不同在于，它改变了老人的社会关系空间位置，转变了传统社会中强调的长幼尊卑那种以老为尊崇的价值观念，原先古老的老年"家长"权威持续下降，现代化通过显性的市场经济、制度更迭和隐性的文化多元化，树立起尊重每个个体的价值框架，由此围绕平等、互惠来建立权利义务关系。现代化的科技推动生产力快速发展，也促进生产关系变革，社会变迁的速度随之加快。在一个快速更迭的社会变动中，尊崇个体价值的发挥意味着肯定个体的主体性，而由于老人个体的主体性随年龄增大不断降低，一个典型的现象便是老人慢性病的发病率大幅增加，老人开始越来越依赖家庭的照护和社会的帮扶，这种依赖性导致老人话语权在现代化社会快速变迁中难以彰显，由此带来老人在家庭地位和社会地位上的降低。

① 叶光辉、杨国枢：《中国人的孝道：心理学的分析》，重庆大学出版社，2009年，第37页。
② Cowgilldo：Aging and modernization：a revision of the theory，Winthrop，1979：54—68.
③ 郑杭生：《社会学概论新修（第四版）》，中国人民大学出版社，2013年，第311页。
④ 罗荣渠：《现代化新论——中国的现代化之路》，华东师范大学出版社，2013年，第7~12页。

权力源自地位，是一种社会关系的体现①，老人的家庭、社会地位降低直接体现出老人的家庭经济权力、代际关系权力削弱以及社会经济地位、社会声望的下降。在费孝通看来，父母权力的维持和社会变迁的速度有关。如果社会变动得快，"父不父，子不子"的现象就会发生，父母权力也会随之缩小；如果社会变动得慢，父母权力也就更有权力。亲子关系是家庭权力关系最能被"看得见"的地方，费孝通将中国传统社会中的亲子关系概括为"反馈模式"②。在这种模式下，老人在家庭权力关系上占据支配地位，掌握着家庭中分配土地、牲畜、农具等资源的权力，家庭的经济、社会资源都由老人来进行支配，因此老人养育子女时就更具有"养儿防老"这种观念，这种观念背后蕴含的意思是，老人将养育资源馈赠给子女，子女是接受养育馈赠的弱势一方，将来子女长大成人后感恩父母的养育从而将赡养资源反馈给父母。同时古代的各项道德规范都在强化子女赡养老人的绝对伦理义务，由此亲子之间形成以馈赠形式为主要特征的亲代抚育子代和子代赡养亲代的双向互动。在这种"反馈模式"中，老人家庭权威保证了双向互动的持续，从而也使得老人能够在晚年获得子女的敬重和相应的赡养资源。老人在社会上的权力体现在传统社会中的知识文化上，传统社会中的知识和文化以直接经验为主，老人的生活阅历和所思所想成为主要的知识资源，同时大量的文化规范和价值体系也需要依靠老人的代代相传来进行传承，因此在传统社会中，老人在社会上成为德高望重的长者，社会经济地位和社会声望均高，也就备受全社会尊崇，老人的高社会价值也会蔓延到家庭中，强化家庭中的权力。

现代化改变了这种"反馈模式"，走向一种强调算计的交换型代际关系③。随着经济社会从农业社会逐渐向工业社会转变，传统家庭向现代过渡，老人在家庭和社会中的主导权力遭到削弱。由于现代社会中的男女平等观念普及，家庭中女性权力的提高，夫妻关系占据家庭关系的主流，核心家庭模式也成为当前中国城市地区家庭模式的主要特点，亲子关系开始从属于夫妻关系，老人与子女的关系也发生了根本性的变化。老人不再占据家庭中经济生产的支配权，也不再占有较子代更高的知识文化，因此在子女家庭内重大事务的决策中也难

---

① 吴静：《论微信群对中国家庭权力关系的重构》，《现代传播（中国传媒大学学报）》，2018年第3期，第164～166页。

② 费孝通：《家庭结构变动中的老年赡养问题——再论中国家庭结构的变动》，《北京大学学报（哲学社会科学版）》，1983年3期，第7～16页。

③ 郭于华：《代际关系中的公平逻辑及其变迁——对河北农村养老事件的分析》，《中国学术》，2001年第4期，第221～254页。

以参与。老人参与家庭生活一般只是帮助照料孙辈或从事家务劳动，部分提供经济补贴等，老人由家庭的主导角色转变为非主导角色，从家庭的主角变为家庭的配角，老人在家庭权力关系中逐渐被削弱，这导致的结果便是老人在家庭照护中难以表达自己的需求和愿望，或是表达后也难以引起家庭的重视，老人在家庭权力中陷入一种"被剥夺"的状态。

老人由于在社会中面临着政治参与难、经济收入低、个体价值和社会权益被漠视等多方面的权力削弱，老人越来越难以在整个社会中展现自身形象和角色，也很难在纷繁复杂的大众视野中发出自己的声音，更难以参与和共享经济社会发展的成果，慢慢陷入社会中的"被剥夺"状态。进入老年期开始，老人的家庭和社会中的各项权力便已经被削弱，而失能导致的身体失控将这种削弱的强度提升，无疑将这种权力的"被削弱"演变到权力被"被剥夺"。这个过程中唯一不同的是，根据失能程度和老人主观意愿形成部分"被剥夺"还是全部"被剥夺"状态。从权力的"被剥夺"开始，老人便开始丧失在家庭和社会中的话语权，而失能程度的不同以及老人自身心理意愿改变，将会左右这种"丧失"到达何种地步。因此，对于失能老人而言，无论是制度、经济、思想观念还是社会权益方面的权力都极大地被削弱，中重度失能老人甚至处于"被剥夺"状态。由于身体的失控，对于身体的掌控权也不可避免地交付给家庭和社会，其中多数是被迫交付，也有一部分是主动交付，但两种状态下都导致失能老人的家庭和社会中的权威被逐渐消解。

二、失能老人权威消解后的反抗与沉默

当老人陷入"被剥夺"状态后，其越来越难以在家庭和社会中掌握话语权，相应地家庭地位和社会地位都极大地降低，他们在家庭和社会事务的决策权中可以用"人微言轻"一词来形容其处境，久而久之老人自我意识位移，大多数老人在与家庭成员和社会中的年轻人相处时容易形成配合、讨好的姿态，在对自己应有权利的争取时表现得消极逃避甚至主动放弃，此外还有一部分老人不仅仅是自我丧失，更是被家庭和社会影响后形成了自我心理意识的移位，导致老人心甘情愿为家庭和社会当牛做马，并认为这是自己应该的。一般老人的境况尚且如此，失能老人在家庭和社会的权威被消解，其状况可能更糟糕。鲁迅先生说过，"不在沉默中爆发，就在沉默中灭亡"①。未失能与失能老人在

---

① 鲁迅：《华盖集续编》，江西教育出版社，2019年，第65页。

长久的"被沉默"状态中的反应存在区别：未失能的老人尚能偶尔"爆发"；失能老人大多却只能沦为"沉默的羔羊"，要么处于不停地配合、讨好他人的姿态，要么在消极逃避中主动放弃自己的权利。

一个典型的例子便是老人群体的情感需求被忽视和压抑。老人真的没有情爱需求吗？从小浸染在东亚文化中的人向来习惯了内敛，自由奔放、恣意随性是属于年轻人的特权，一旦迈入老年，无论男女，便逐渐去性别化，斩断欲望，绝口不提情爱。即便对于那些在晚年丧偶后选择重新组建家庭的人来说，那也只能叫作"老伴儿"。在这样的社会和文化背景下，公开说爱，不仅被认为是失礼的，甚至可能招致旁人的异样眼光和审视，于是乎老人公开追求爱情的情感需求被一种无形的力量压制住。此外，老人在家庭决策中的权力被削弱，对儿女较为依赖，为了获得更多的养老资源，往往在家庭决策中处于配合和讨好的姿态，这种姿态长此而往，就会导致老人逐渐失去自我，连对于追求心之所爱的情感需求及决策也需要依赖子女的认可，方能获得家庭中的合法共识。

电影《我爱你！》生动地再现了这种老人在情感需求和权力中挣扎的困境。影片将剧中男女主角的关系直接定义为纯粹的爱情，而不是什么抱团取暖、老来做伴，认为做伴和帮助只是他们爱情关系的延伸。正如电影标题中那个感叹号所示，影片力图传达一个信息：老人拥有与年轻人一样的情感深度和欲望，他们也有享受爱情的平等权利。"我爱你"三个字，充满了直白、赤裸、露骨、肉麻、坦率，恰恰展现了老人爱情的真实和深刻，向观众传递出一种老人内心难以表露出的强烈而明确的情感权利宣言。

影片中老常与山哥的境遇形成鲜明的对比。

老常在讨好中迷失自我，但终究最后在爱情中找回了自我。影片中有一处细节，老常在和李慧如相处后晚归，孙女问他去哪里了，答曰："我去讨好我自己了。"他讨好自己，便是在找寻自我，从"被剥夺"导致的"被沉默"状态中表达自己的反抗，在对爱情勇敢地追逐中，爆发出自己对情感权利的声张，也宣告自己个体的独立、自主的权力，才有按照自己心意活着的胆量。

与之相对的是山哥，他经营着一个废品回收站，有着赌博的女婿，走投无路上门要钱的女儿，因怨恨父母偏心小妹而不与其来往的儿子，重病无法照顾自己日常生活的妻子欢欣，这一切都显示出山哥和欢欣生活的窘迫，但是山哥还是用自己佝偻的身体撑起了这个看似支离破碎的家。山哥不遗余力地讨好子女，并没有换来子女的关爱与回报。而命运不会眷顾不幸的人，就像那句谚语所说的"麻绳专挑细处斩，厄运专挑苦命人"。欢欣的病情恶化了，原来她还患了肠癌，从医院回来后，山哥摆了最后一次家宴，他给孙辈们挨个儿送泥人，但儿媳们却万分嫌弃地先拿酒精消一遍毒，仿佛那些都是从垃圾堆捡来的。他要喝酒，没人作陪，只能跟老常划拳，一边的儿媳让他小声点，于是他便小心翼翼压低了声量。家宴结束，山哥用心做的泥人一个都没被带走，他的子女嫌这礼物又脏又土。事与愿违，他小心而卑微地为子女付出，试图通过讨好子女来维系一份密切的亲子关系，但子女还是如此的疏离，他没得到任何回报，于是山哥终于心灰意冷，与妻子携手自杀，让人一阵唏嘘。山哥一辈子也没讨好过自己，他在为儿女付出，为妻子付出。可是一辈子都在讨好别人，谁又在乎他呢？不能讨好自己，就意味着不能为自己而活。

影片以一种近乎写实的形式展现了老人晚年生活的现实图景，也深刻地凸显出老人"被剥夺"状态下的人情冷暖，尤其山哥这一角色从侧面刻画了失能老人所面临的困境。作为失能老人的欢欣，被山哥深爱的欢欣，彼此生命被爱绑定在一起，生死与共，可以说山哥的遭遇就是现实生活中大多数失能老人的遭遇。而山哥与老常形象的鲜明对比，也从不同侧面反映出"沉默中爆发"和"沉默中消亡"这两种老人在自身权力被削弱乃至消解状态下的艰难困境。

三、"老人不老"的自我权利意识位移

老人"被剥夺"后，有的会自我觉醒进行反抗，但大多会默默地接受。除此之外，我们在调研中也发现了另一种自我位移的现象，这在我国中西部农村较为明显。我们在 2022 年调查了重庆市 W 县 W 村，该地在地理上紧邻湖北省，生活方式、语言、习俗等与湖北省西部地区较为相似，该地农村发展状态混合了中部地区和西部地区的特点。这里老人的子女是伴随着县城城市化或者城镇化发展出来的新市民，为了帮助子女实现城市化，老人们以一种"牛马"的姿态，在迈入老年而未进入失能前心甘情愿地为子女家庭燃烧自己。尚未进城的农村老人进行农业生产，进城的则成为农民工，在本该安养天年的年龄仍然拼尽余力地从事劳动。城市化是一个家庭的目标，这个家庭目标在现代化的催生下，又与浸染了农村传统文化的老年农民相结合，农民将传统文化中"传宗接代"这一伦理价值与家庭城市化目标融合在一起。这些老年农民为了实现这个目标，在本该养老的年龄，不仅继续参与家庭生产，甚至在过度耗费自己为数不多的劳动价值。这导致核心家庭重新返回三代同堂家庭，在这样的家庭中他们以一种自我感动式的付出，不求任何回报，在本来老人"被剥夺"的劣势下，甘愿"被剥夺"，甚至认为是他们应该的。其在家庭中的权力不仅仅是

消解，更是主动放弃，是将自我权利全部让位于子代家庭。

表面上看，"老人不老"是他们在进行劳动参与和老年期家庭再生产。但从理性来看，合理的老年期家庭再生产，一定是建立在适度的基础上，即付出的劳动强度符合老年期的身心耐受程度，同时子代家庭成员也应当给予他们相应的家庭回报，但现实是老年农民工为年轻一代的城市化过度操劳，却难以获得子代家庭相应的养老回报。从家庭权力的视角来看，这是一种失衡的状态。这种失衡建立在老人尚处健康未失能的前提下，而一旦老人开始迈入失能，这种失衡状态的恶果就会显现。自愿放弃权力，自愿"被剥夺"的现象，导致老人更难以被家庭成员关注，而当老人生病或者身体出现轻微失能后更是主动隐瞒自身病情，怕给家里人添加负担，认为自己隐瞒是正确的，是在为家里人做贡献，直至病情恶化陷入重度失能或者难以挽救。有的老人在失能后又被送回农村，在农村快速地去世，短则1~2个月，长也就1年左右。这不是老人被动被送回，而是老人自己主动要求被送回农村。老人在失能后还想着为子女奉献，而拒绝享受子女的养老照护等赡养支持。老人真的是不求回报吗？

贺雪峰认为，农村代际关系包含资源交换和伦理价值基础两个维度①。农村家庭城市化过程中，这一部分老人依然遵循传统的"反馈模式"。传统的"反馈模式"不仅包括物质交换层面上的平衡，还包括伦理价值上的平衡。当前一些地区出现的代际失衡之所以能够维系，是因为受到"传宗接代"这一终极价值支撑，无限付出的父母获得了价值上的补偿，无论这部分老人是否失能，他们是用"无声的沉默"来燃烧自己，照亮子女城市化的进程。可以说这种现象跟农村社会变迁、农民家庭城市化息息相关②。"老人不老"有老人加强社会参与的积极意义，但也需要看到这个现象背后所蕴藏的可能危机。

总的来看，失能老人"被剥夺"反映了社会中对失能老人问题的忽视和缺乏足够关注。失能老人由于身体或精神上的限制，伴随着失能老人家庭与社会权威的消解过程，其需求和想法难以引起重视。这种情况可能导致他们的需求被家庭、社会甚至医疗卫生系统忽视。又因为缺乏适当的发声渠道和公共政策支持，他们的权益和福祉往往不被充分考虑，陷入"被沉默"的状态。这种"沉默"不仅是字面上的无声，更是一种社会性的忽视，这种"被沉默"的状

---

① 贺雪峰：《农村家庭代际关系的变动及其影响》，《江海学刊》，2008年第4期，第108~113页。

② 何倩倩：《城镇化、家庭再生产压力与代际关系重构——以北方农村"老人不老"现象为例》，《学习与实践》，2019年第12期，第96~104页。

态不仅影响了失能老人的生活质量，也反映了社会对这一弱势群体关怀和支持的不足。

第四节　被折磨：生命的自由和尊严丧失

失能老人群体由于生理机能退化、社会经济地位下降以及社会角色转变，往往是一个国家或地区中的"健康脆弱"群体①。在"年老"与"失能"双重挤压下，失能老人不仅面临个体健康状况的快速恶化风险，也面临着生命自由和尊严的丧失。一方面，伴随着家庭代际关系变化、家庭照料功能弱化、传统孝道伦理衰落、社会化照护资源匮乏和现代化冲击，失能老人的生活质量堪忧，可能面临身体和心灵多方面的折磨。另一方面，失能老人临终期的生命质量低下，"病苦老龄化"的终点"痛苦死"几乎主导了失能老人最后的人生，这个过程中所面临的孝道伦理困境、死亡文化困境和医学价值困境，建构了失能老人临终期遭受更重的病痛折磨的处境。

从失能老人生命历程来看，无论是失能老人生活质量的多重困境，还是失能老人临终生命质量的多重折磨，都会导致失能老人生命的自由和尊严丧失。对于失能老人而言，所谓接纳年龄、从容变老，不过是自我安抚的"鸡汤"，鲜少有人在面对衰老、疾病、失能、死亡等风险及其相伴而至的多种折磨时，真正可以做到从容淡定。因而当失能老人在身体和心灵遭受长久的折磨而难以承受之时，一部分失能老人选择以自我了断来终结这日复一日的折磨，是为"被死亡"。而更普遍的是失能老人历经身心折磨到达生命终点时，其生命自由不再被自己掌控，不仅难以安详离去，有的甚至被延长痛苦。

一、久病床前无孝子

人一出生就面临着死亡，但是在对于死亡感知上，现代社会的营养改善、医疗卫生条件进步、生存环境改善，人的寿命被延长，大多数人都能平安地活到自己变老。也只有变老的时候，人对死亡的感知才会越加强烈；而当人变老

---

① 陈宁：《长期照料未满足的需求对失能老年人死亡风险的影响——基于 CLHLS 2008—2014 年 3 期追踪数据的分析》，《社会保障评论》，2020 年第 4 期，第 133~145 页。

的同时健康水平越加下降，尤其是由疾病等引起老年失能后，对于死亡的强烈感知将会成为老人生活中无处不在的影子。死亡这个话题成为失能老人生活中随时要避免的一种禁忌，死亡也成为失能老人余下生命中看不见的一条主旋律，围绕着死亡所展开的人间百态真正诠释了"久病床前无孝子"这种老人、家庭及社会共同面临的困境。

电影《喜丧》讲述了一个老人在进入失能后遭遇的多种困境，导致很快走向自杀的故事。在《喜丧》中，80岁的老人郭林氏在丈夫早逝的情况下养育大了6个儿女，并带着孙子小道一起生活。老人年纪大了，腿脚也不利索。而当她摔伤腿时，这6个儿女非但不愿意照顾她，还想把她送进敬老院，可是老人并不想去。老人的外在失能是从摔倒开始的，随后是失禁，不久老人又得了"笑病"，而子女们并不知道这些都是失能的表现。影片有一处细节，老人在女儿家又一次生病，应该是听到女儿女婿怀疑自己偷拿了钱受了刺激，嘴角有些抽搐。送到医院后，老人在医生的面前突然笑了起来，儿女们莫名其妙，医生当时说可能神经有点问题，希望他们回去多注意一下这个问题。老人这个"笑病"得花钱看，然而几个儿女互相推诿，乃至于一阵吵闹之后，不欢而散，最终没有人把医生的话放心上，也没有人注意到老人的病是否真的好了。他们没有想到这其实是老人失能程度的加深，一种神经错乱而导致的面部抽搐，三女儿甚至说："你老了得这样的病，有儿有孙的，没个来看你的，你说你活着还有什么意思。"也是在这里，老人活着的意义正式开始崩塌。就在这时候，外孙出车祸死了，全家都处在悲伤的氛围中，而老人的存在显得格格不入，于是老人自己也意识到了自己的存在是一种麻烦。老人的情感寄托不到孩子身上，也没有其他可以寄托，此时老人一直跪拜的菩萨，成为老人活下去的最后情感寄托。然而老人的"笑病"不被理解，儿子儿媳为了避嫌和维护面子，将老人搬到牛棚住，此时老人仍在拜菩萨保佑自己的孩子。而不幸的是，儿子摔掉了菩萨，抛弃了对鬼神的敬畏，摈弃了心中的信仰，也摈弃了孝道和母亲的养育之恩。菩萨摔碎了，老人的情感寄托也就消失了，当儿子再次来要求老人去敬老院时，老人生的希望已经全部破灭，她同意住进敬老院了，但其实她是想自杀，离开这个世界，此时的老人没有了生命的意义，也不想再给儿女添麻烦。第二天一早，天还没亮，老人早早就起来了，她看了看一直带在身边的那张黑白的全家福照片，拜了拜菩萨，还是说着那句"菩萨保佑孩子们都平平安安"，念了三遍。她从口袋里慢慢拿出一包老鼠药，盯着看了一会，倒在手里，吞下自杀了。儿女们给她办了一场热闹的丧事，因为老人在这个年纪去世，不仅自己少受罪，也给儿女减轻负担，是为"喜丧"。

自杀是一种非自然死亡，背后都有着深刻而复杂的个人、家庭和社会因素。老人的自杀率远远高出中青年①，老人高自杀率的背后不乏老年失能对老人自杀风险的加剧作用。在《喜丧》中，老人的失能过程从摔倒就已经开始，又以失禁加以推进，在得"笑病"时达到巅峰，此时的失能对个体和家庭命运的影响已走向社会性影响，即儿女对怪病的避讳。可以说，老人得"笑病"的境遇折射出老人失能后普遍面临被折磨的处境，也指向了老人最后"不得已"的死亡。对老人而言，身体上的折磨尚且能够忍受，心理上和精神上的折磨则能毁灭生命的意义。老人在电影里的大多数时间都是沉默的，一个人坐在床边发呆。后半段中，她的"笑病"时不时发作，她的笑是病笑、疯笑，也是苦笑。笑声有多少，心中的泪水就流了多少。她养大了6个孩子，但从头到尾露过面的只有3个。直到老人最后死了，那从没露过面的几个儿女也只是寄了钱过来。在最后那个日常乡村葬礼的图景里，残酷并没有被刻意展现，反而用一种生活化的必然展现出来。一如影片结尾那场闹剧般的葬礼上，那搭建的戏台、吹响的唢呐和低俗且不堪入目的表演，透露出半分荒诞、半分讽刺，剩下的九分只不过是乡村"喜丧"的最普遍不过的日常景观罢了。

老人失能可怕吗？也许是可怕的，在长久的失能之后，病痛给老人和家庭带来的折磨，逃离将变成本能。对于社会大众而言，"解决不了问题，那就解决带来问题的人"是一种简单、高效、低成本的脱困选择。无论是老人还是家庭成员，他们都渴望着摆脱"被折磨"的困境。于是不少失能老人选择以各种方式的自杀来摆脱来自个体、家庭和社会的折磨，甚至有的子女盼着、哀求着失能老人自杀以求得家庭摆脱困境。用失能老人的自杀之丧来衬托家庭摆脱困境之喜，何其讽刺。

二、失能老人生活质量的多重困境

在家庭代际关系变化、家庭照料功能弱化、传统孝道伦理衰落和现代化市场理性的多种冲击下，老人所面临的身心健康风险较大，失能则加剧了老人的健康脆弱性，起着恶化老人身心健康、降低老人生活质量的作用。老人迈入失能之后则面临着身体和心理的多重折磨，并成为失能老人自杀困境的主要组成部分。那么这些困境究竟有哪些？会导致哪些危害和风险？

---

①　陈柏峰：《代际关系变动与老年人自杀——对湖北京山农村的实证研究》，《社会学研究》，2009年第4期，第157~176页。

社会风险理论有两个基本的理论视角：制度主义和文化主义。制度主义视角认为，现代社会由制度构建，而风险社会则由制度性结构支撑。在现代化的推动下，社会结构经历着显著的变迁和制度转换，导致风险成为制度缺陷和失范的意外产物。相对地，文化主义视角将风险视为文化现象，认为在现代化进程中，社会文化、共享价值、惯例和期望的腐蚀和削弱是风险的副作用。无数现实告诉我们，风险是个体、群体、社会和国家不断面对的问题，这要求我们的风险研究应同时关注微观个体风险和宏观社会风险两个层面[①]。在这里，我们结合社会风险理论把失能老人所面临的"被折磨"的处境划分为宏观和微观两个层面，从结构和价值的角度，根据研究团队多年来的调研和观察资料，将这些失能老人面临的多重困境分解为个体生存困境、价值观念困境、制度结构困境、社会风气困境四种类型。这四种困境类型都是韦伯意义上的理想类型，在现实社会中老人可能面临多重风险和风险组合，或者以某一类型风险为主，兼有其他风险类型的成分。

（一）个体生存困境

个体生存困境在于因经济条件和能力限制，失能老人缺乏必要的物质生活资料，同时又无法生产足够的物质生活资料。此外，老人年老体衰，身体健康水平低，无法自理生活，陷入病痛之中难以摆脱。在传统社会中，因宗法传统和伦理道德的约束，老人处于社会和家庭的优势地位，拥有家庭结构中的支配权，对家庭财产和资源的分配有较大的权力，因此经济地位较高，生活物资能够得到保障。

随着社会从传统向现代的转变，宗法传统和伦理道德的减弱导致老人经济来源减少，无论在农村还是城市，老人的经济地位明显下降。对于失能老人而言，获取经济来源更加困难，大多数仍依赖家庭成员提供经济支持，辅以有限的政府养老金。特别是在农村，由于养老保障水平相对较低，老人随着年龄增长和劳动能力下降，无法创造足够的物质财富以满足基本生活需求。城市中一些失能老人虽然拥有养老金，但照护的成本巨大，再加上昂贵的医疗费用，在我国长期照护保险制度覆盖面有限、养老保障水平不高的背景下，大多数城市失能老人同样面临生存困境的严峻现实。

---

① 杨敏、郑杭生：《个体安全：关于风险社会的一种反思及研究对策》，《思想战线》，2007 第 4 期，第 82~89 页。

（二）价值观念困境

价值观念困境是指现代社会普遍以市场经济观念评价老人的价值，将老人视为失去劳动能力、无法创造财富的负担，尤其对失能老人更加严重。这一现象的根源在于市场经济对社会和家庭的冲击，导致市场机制取代家庭机制，使经济理性规则成为评判老人价值的主导。在这种观念下，年轻一代追求个人利益最大化，对父母的照顾成本与老人财富创造的收益进行权衡，如果成本高于收益，有的子女可能选择放弃照顾和赡养老人；有的子女尽管部分履行赡养失能老人的义务，却在过程中忙于争夺家庭财产和资源，在谁承担养老责任的问题上互相推诿。这些不孝老的现象，使失能老人成为市场规则冲击下的极端弱势群体。

市场经济理性规则不仅改变了年轻人的观念，也深刻影响了老人。调研发现，城市和农村、失能和健康老人均普遍接受这种理性规则，城市和农村的老人生命意义和本体性价值逐渐失去，面对有限生命可能产生无限意义的目标逐渐失落，老人可能产生价值失落感，对生活和生命价值产生否定情绪，进而形成消极的生死观，尤其是失能老人，由于其健康脆弱性，可能在面对价值观念折磨时更容易丧失生命意义感。

当生命意义感已然丧失，加之意识到自己也无法创造财富而只能成为子女经济、心理负担时，老人可能选择以死解脱。失能老人的社会地位更加糟糕，在缺乏支持和外界干预的情况下更可能选择自杀。因此，失能老人不仅陷入外界观念的困境，也深陷内心自我价值认同困境。

（三）制度结构困境

制度结构困境指的是在社会和家庭结构从传统向现代转变的过程中，老人的地位和权力逐渐减弱，而年轻一代子女的地位迅速上升。宗族结构和等级秩序的瓦解导致老人失去了在社会和家庭中的权威和资源支配权。在传统社会中，老人因宗族和等级秩序的存在拥有至高无上的地位，但随着现代化的发展，这些结构崩溃，导致老人地位和权力不断下降。

现代化还带来了个体主义，使得老人在正式制度结构中也陷入困境。在强调市场理性的时代，传统制度和文化逐渐解体，人们生活在以市场规则为主导的时代。老人在面对生存、生活、疾病和心理困境时，难以获得传统支持，也难以得到来自集体或国家的有效支持。尽管城市中的失能老人在一定程度上享有养老金、医保、长期护理保险等保障，但对中重度失能老人而言，保障水平尚不足以解决基本问题，不能实现其处境根本性的改善。

此外，集体和国家在老人权益保障中的退位也在家庭内部产生影响。家庭纠纷特别是老人赡养和照护纠纷，社区自治组织和村组集体很少参与调解，而老人在寻求法律救助等正式制度的援助等时也面临重重困难。即使少数老人勇敢向法院寻求援助，但由于司法干预在家庭中的力量有限，很难取得积极效果。因此，老人常常独自应对困境，尤其是对于那些长期卧床、被忽视的失能老人而言，正式制度和非正式制度的结构性困境成为其生活中不可忽视的现实。

（四）社会风气困境

社会风气困境是指在社会变迁中，伴随着传统价值观和家庭伦理道德逐渐式微出现的不尊老、不孝老的社会氛围，老人在这种社会氛围下遭受歧视、排斥等非公平性对待，导致老人的生活意义和本体性价值逐渐丧失。这种困境从社会层面逐步渗透到家庭和个人之中。在传统农村社会中，尊老养老的氛围较浓，孝道伦理支持老人老有所养、老有所依、老有所乐。然而，随着现代市场经济观念的崛起，这些农村社会中曾被尊崇的传统价值观逐渐被取代，导致不尊重乃至虐待老人的现象急剧增加。在城市中，一种"老人是社会的负担"的潜在社会意识逐渐蔓延，公众讨论老龄问题时往往强调老人给社会带来的负担，强调老龄问题对年轻人养老、社会结构、经济等方面的负面影响，城市老人普遍遭受社会性排斥，难以参与经济、社会事务。由此可见，无论是农村还是城市，老人都面临着社会风气困境。失能老人较一般老人健康状况更差，人力资本也显著低于健康老人，在社会中也更难以产生经济财富和社会效应，其所遭受的歧视、虐待、排斥等社会风气影响更严重。

困境是多重的，很多失能老人同时面临个体生存困境、价值观念困境、制度结构困境、社会风气困境四种类型中的两种甚至更多，如若长期得不到缓解和干预，很多失能老人便自杀以摆脱困境。自杀作为一种非自然死亡的个体行为，在失能老人"想不开"与"想得开"的反复徘徊中被采用，"想不开"而自杀是在家庭代际矛盾、子代不养、孤独无助等一种或几种情形下采取自杀行动，"想得开"而自杀是在家庭沟通联系少、子代供养困难、不给子代添麻烦、摆脱病痛的反复折磨求解脱等一种或几种情形下采取自杀行动。失能老人"想不开"与"想得开"的纠结背后都是潜意识中认为"日子没法过了"。在过日子已经过不下去的心理暗示下，失能老人从自杀意念的出现到实施自杀行为的过程极快，自杀的成功率极高。为明晰失能老人在被折磨而难以逃脱所形成的自杀图景，研究团队经过大量的调研案例，并结合景军、刘燕舞、杨华等人的研究①②③④，将失能老人的自杀行为类型划分为反抗性自杀、绝望性自杀、牺牲性自杀、解脱性自杀。我们的调研也发现，绝望性自杀和牺牲性自杀占多数，解脱性自杀次之，反抗性自杀最少。

在反抗性自杀中，失能老人采取自杀行为的动机主要是子女违背自己的期待，他们对子女孝顺自己的方式不认可，对发生变化的代际关系无法接受，以死表达强烈不满和反抗；在绝望性自杀中，失能老人采取自杀行为的动机既有对子女物质方面不奉养的绝望、对隐性代际剥削的绝望，也有对既定代际关系的绝望（即子妇不孝顺），还有缺乏子代心理关爱和情绪价值所造成的孤独感，以及在这种孤独感中造就的绝望感；在牺牲性自杀中，失能老人采取自杀行为的动机主要是为了子女生活得更好，失能老人生活的意义和生命价值并未丧失；在解脱性自杀中，失能老人采取自杀行为的直接原因是病痛折磨，反映出失能老人生活中缺乏身体健康、心理健康和社会支持的干预手段。

综上所述，四种主要类型的自杀中除了解脱性自杀以外，其他三种类型与代际关系都存在较为密切的关系，这也许跟中国老人传统观念和家庭养老模式特点有关。总体来说，失能老人生活中所面临的各种困境都落在了家庭这一场域中，被现代化和代际关系的变迁影响，产生了反抗、绝望、牺牲和解脱四种对应自杀类型，可以说这四种自杀类型既是失能老人的晚年生活在面临多重困境后的自杀行为选择，也是对失能老人生活质量现实图景的"一叶知秋"。

三、失能老人生命自由与尊严的多重困境

老人生命质量直接体现了失能老人临终期的死亡尊严，然而失能老人临终期的生命质量低下，面临着孝道伦理困境、死亡文化困境和医学价值困境的多重折磨。女作家修白所著《天年》一书便讲述了其在养老院所见证的八位老人

---

①　景军、吴学雅、张杰：《农村女性的迁移与中国自杀率的下降》，《中国农业大学学报（社会科学版）》，2010 年第 4 期，第 20～31 页。

②　刘燕舞：《中国农村的自杀问题（1980—2009）——兼与景军先生等商榷》，《青年研究》，2011 年第 6 期，第 72～82、93～94 页。

③　刘燕舞：《农村老年人自杀现象的伦理学分析》，《江西师范大学学报（哲学社会科学版）》，2011 年第 3 期，第 39～45 页。

④　杨华：《分化、竞争与压力的代际传递——对农村老年人自杀现象的理解》，《北京工业大学学报（社会科学版）》，2017 年第 6 期，第 34～51 页。

的种种死亡情形，她在书中称之为"死亡的痛苦过程"①。该书详细阐述了老人在一步一步地走向死亡的过程中所历经的种种苦难和艰辛，其中包括各种慢性病的折磨，也包括他们走向死亡过程中所遭遇的来自身边人的不合理对待以及自身内心的煎熬，如老人的家人在照护中的冷漠、嫌弃甚至抛弃，医院救治过程中的冷漠和缺乏温情，以及自己的照护需求明明表达出来却难以得到尊重的各类情形。《天年》所描述的这些在养老院中过世的老人都没能实现尊严死亡，现实中的老人晚景则更为凄凉。因为在养老资源稀缺的社会，能够住进养老院的老人仍然是少数，多数的老人仍然只能蜗居在自己的老房子里，伴随着身体失能的加重和慢性病缠身，他们面临着失去生活自理能力而子女却无力给予他们良好照料的困境，至于那些没有子女的老人则只能在孤苦无依中苦苦支撑②。

某种程度上来说，我国老人特别是失能老人临终期的生命质量低下，"病苦老龄化"的终点"痛苦死"几乎成为失能老人余数生命的写照。然而古今中外，人类莫不向往临终时的安详，期待获得有尊严的死亡，但却往往难以如愿。在中国，追求尊严死亡其实是一种文化传统。《尚书·洪范》所说的"五福"中的"考终命"，亦即善终，就可以大致理解为今天的尊严死亡。可以看出，尊严死亡实际上自古以来便是一种人人追求的理想死亡过程。而在失能老人"痛苦死"现象下，是失能老人在"病苦老龄化"过程中所面临的孝道伦理困境、死亡文化困境和医学价值困境，这些困境又建构了失能老人临终期遭受更重的病痛折磨的处境，反映出随着人口老龄化的加速发展，失能老人正面临越来越难以获得生命终末尊严的严峻困境。

由于老人的临终死亡不仅是老人个体生命的终结，也是关乎子女和家庭社会评价的重大事件，对于遭受病痛折磨的失能老人，子女尽心尽力延长其生命时间，既包含子女及家庭对于死亡文化的理解，也包含对孝道伦理的遵从。换言之，失能老人临终期遭受孝道伦理困境与死亡文化困境带来的折磨是交织在一起的。

从死亡文化来看，在儒家文化的影响下，积极入世的观念占据了主流，导致中国人普遍重生轻死。孔子的"未知生，焉知死"便是为后人解读为重生轻死，积极入世。在这种文化影响下，普罗大众的死亡观念也表现出"好死不如

---

① 修白：《天年》，作家出版社，2020年，第180页。
② 孔丽娜、王云岭、孙洪岩：《论老龄化社会中的尊严死亡》，《医学与哲学》，2021年第20期，第43~46页。

赖活"等抗拒死亡的观念，因此当失能老人生命即将抵达终点时，秉承着求生为重观念的子女，自然而然地视死亡为大忌，自然而然将老人送进抢救室，企图避免死亡这一必然结局。然而"未知生，焉知死"的死亡文化却忽视了死亡本就是一个完整生命的一部分，"未知死，焉知生"才是对生命完整价值的本质追问。

在中国传统孝道的尊亲孝老文化看来，评判子女是否尽孝的一大标准就是不能听任老人自然死亡，只要经济条件能够支撑，一般家庭都会选择尽力抢救和治疗。子女对于"好死不如赖活"的理解，在体现了对老人的不舍之情外，还希望通过竭尽全力医治患者，避免背负"不孝"骂名，导致家属不重视老人对抢救或治疗的自主选择，只尽量规避自己可能面临的道德审判。与此相悖的是，随着中国社会的变迁，传统的代际关系变化，老人在家庭中的权力和地位下降，失能老人生命延续的话语决定权不在失能老人手里，而是掌握在子代家庭手里，医疗救治的决策过程不是失能老人自己能够决定的，而是子代家庭绕过了失能老人而与医院、医生所进行的决定。一旦子女坚持进行医疗救治，失能老人尽管渴望安然离世，但仍然要经历痛苦的医疗过程，难以获得生命的自由和尊严。

现实中，不少失能老人活着时没有得到良好的照顾，在临终时却被亲人以爱的名义送进重症监护室，竭力以医学挽救失能老人的生命。然而医学具有有限性，死亡是世间生命的必要组成部分。"未知死，焉知生"，人生的事实就是"向死而生"。这些子女企图借助现代医学"起死回生"，哪知在生命的尽头，现代医学也"回天无力"，这样的举动不但不能救回失能老人，反而令失能老人遭受更加难以忍受的折磨。"无力回天"，却企图留住亲人，令亲人不能安详离去，这与真正的孝道相去甚远。反之，子女没有询问失能老人的临终生命需求，没有尊重失能老人的生命决策权，而不顾一切地用着"爱"的名义加重失能老人的临终痛苦。与尽孝相反，这恰恰是子女为了"孝"而"孝"的行为，本质上也不能称为孝行。

在死亡文化困境和孝道伦理困境加重了失能老人临终痛苦之时，现代医学扮演了什么角色呢？现实中的种种情形表明，在老人临终之时，现代医学和医生以白衣天使为名，以治病救人为责，以现代科技手段制造了抢救室中的苦难。为何会这样？这是由于现代医生所接受的医学教育并没有告诉他们死亡的到来，有时不是现代医学手段和医疗技术干预的失败，而只是自然的生命流逝过程，是世间生命本身的必要组成部分。死亡不是现代医学的敌人，而是与现代医学一道组成了人类生命历程的一部分。此时如果勉力留住生命，只不过是让病人承受更多的苦难，使许多失能老人陷入"死也死不了，活也活不成"的折磨之中。

在孝道伦理困境、死亡文化困境和医学价值困境的交叉影响下，失能老人的临终死亡被"医学化"建构，这种"医学化"建构，对失能老人而言，就是将失能老人的"天年已尽"的自然死亡这种非医学问题界定为医学上的疾病或者障碍，在近乎强制性的医疗干预下，进行抢救和治疗[①]。在这种建构下，原本作为人类社会正常部分的自然死亡被构建为医学问题，并被用医学的语言去解读和解决[②]，因而失能老人的自然死亡几乎不再被提及，他们的死亡更像是医疗技术干预失败的结果，就像那些失能老人的死亡鉴定书上写的"经抢救无效死亡"。死亡的医学化常常导致对终末期病人过度使用以抢救为手段、以治疗为目的的医疗干预，而病人常常不愿意接受这种医疗干预，因为这些干预很难让终末期病人受益，反而令他们承受痛苦，失去尊严。这种死亡的"医学化"建构导致失能老人陷入这种"被建构"的折磨之中，成为失能老人生命终末期"最后的无尽折磨"，最终在遭遇了难以想象的折磨后离开人世。

诚然，在失能老人所遭遇的临终死亡困境中，正是普遍地存在着这种来自家庭孝道伦理、死亡文化和医学价值所形成的意识形态建构，在这样一种近乎魔幻现实主义的图景中反映出一种赤裸裸的现实，那便是围绕失能老人所形成的一种"居高临下的想象"。而社会大众沉浸在这种想象中，缺乏对失能老人生命尊严的真正理解与尊重，从而为失能老人的生命建构了最后的苦难。

而改变这种失能老人"被建构"的生命尊严困境则需要保障失能老人能够实现有尊严的死亡。这种尊严死亡有两种含义：一是如傅伟勋所说，"要死得像个样子"[③]；二是指病人的意志选择要受到尊重[④]。所谓"死得像个样子"其实就是指死得体面，甚至优雅，如临终之时躺在老屋子的床上，有亲人的陪伴和照料，儿孙环绕，朋友探望，在宁静安详中瞑目，而不是孤苦无依地死去；抑或是临终之时身体完好，没有被仪器设备遗留的创伤痕迹等。与尊严死亡有关系的要素有哪些呢？王云岭认为有三个要素值得参考：第一，病人死亡的时候有没有痛苦？承受疾病带来的痛苦是没有意义的。第二，病人的意愿是否受到了尊重？病人的意愿是病人尊严的象征。第三，病人有没有接纳死亡？终末期病

---

① 张大庆：《生活医学化和医学社会化导致过度医疗》，《民主与科学》，2015 年第 1 期，第 10～11 页。

② 李京儒、林玲：《反思死亡医学化》，《工程研究》，2020 第 3 期，第 309～316 页。

③ 傅伟勋：《死亡的尊严与生命的尊严》，北京大学出版社，2006 年，第 23 页。

④ 王云岭：《生命伦理学视阈中的尊严死亡》，《自然辩证法研究》，2012 年第 11 期，第 60～63 页。

人拒斥死亡，可能会死得心有不甘，从而心理上比较痛苦，因而有损于死亡的尊严①。因此，失能老人的尊严死亡应该是失能老人临别之际不仅没有痛苦，而且其临终意愿也得到了尊重，并在亲情的安抚中"自然而然"地抵达生命的终点。

综上所述，我们构建了失能老人多重困境及消极性后果的生成机制，如图1-2所示。

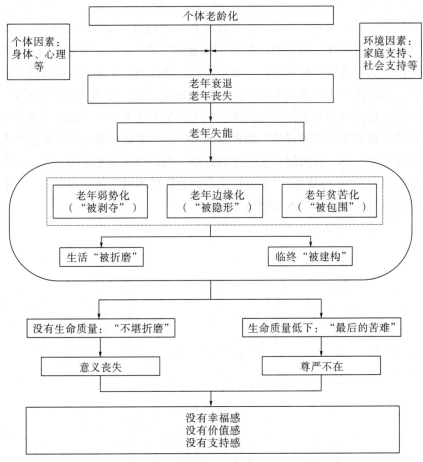

图1-2 失能老人多重困境及消极性后果的生成机制

老年个体衰老与疾病与环境因素相互交织影响，共同导致老年多重失能困境。"被包围"是老年贫苦化的物理场景呈现，"被隐形"是老年边缘化的空间定位呈现，"被剥夺"是老年弱势化的主体性丧失，这三种基本性的困境共同

---

① 王云岭：《参悟生死：来自中国本土的生死教育》，山东人民出版社，2020年，第2页。

引发了更深层的老人失能的终末选择困境。其中，在子女及社会"不会选择去理解"失能老人困境的情形下，失能老人面临多重"被折磨"的困境，这种折磨既有身体、心灵的个体折磨，也有家庭、社会、文化所施加在失能老人身体、心灵上的折磨，在不堪忍受后，失能老人选择"一死了之"，以自杀这种非自然死亡来为自己生命画上句号。在这种个体自我选择的死亡中，失能老人没有生命质量可言，其最终的状态是失能老人"意义的丧失"，即一些失能老人口中经常说的"日子过不下去了"。而在子女及社会"选择去理解"失能老人困境的情形下，家庭、社会乃至文化却在这个过程中做得"过多"，导致失能老人在自然寿命终结的末期，面临"被建构"的"最后的苦难"。这种死亡并非失能老人个体所选择的死亡，而是家庭、社会乃至文化为其进行的生命终结选择，这种选择中失能老人并非没有生命质量，但生命质量往往非常低下，处于一种生命的自由和尊严不在的状态。无论是失能老人生活质量的多重困境还是临终生命质量的"被建构"的多重困境，这两者最终都指向了失能老人晚年生活没有幸福感、价值感和支持感的处境。当处境不断恶化时，失能老人陷入"非积极化""非健康化""非支持化"的更深层困境，将导致失能老人幸福预期寿命降低、健康预期寿命降低等后果。

第二章　破局之道：挖掘失能老人个体
与家庭的积极力量

失能老人是我国养老服务体系迫切需要关注的对象。数据显示，我国失能老人占老人总数的比例正不断上升，到2050年，我国65岁及以上中重度失能老人口将达到约8304.12万人，约为2020年的2.96倍①。失能障碍期的高护理成本、漫长护理周期、不可逆转的功能恶化趋势、激化的家庭内部矛盾等问题使失能老人、老人家庭乃至全社会承受着巨大的心理、经济、工作以及照护压力②③④。同时，身体失能会催生抑郁、无意义感、悲观厌世等消极情绪和心理问题，进而导致老人的健康状况进一步恶化⑤⑥⑦。此外，社会经济发展与家庭结构变迁带来的"少子化""独居化""空巢化"等现状，叠加当前普遍存在的社区照料资源缺失、机构照料资源供给结构性失衡、长期照护保险滞后等问题，导致家庭在照护失能老人时面临内外部资源匮乏、照护质量堪忧的双重困境。现有的老年研究缺乏对于老化失能的积极方面的关怀，老年公共政策关注失能老人照护负担而忽视其老年主动性，进而导致公众对失能老人的认知偏向

---

① 廖少宏、王广州：《中国老年人口失能状况与变动趋势》，《中国人口科学》，2021年第1期，第45页。

② 胡宏伟、李延宇：《中国农村失能老年人照护需求与成本压力研究》，《中国人口科学》，2021第3期，第98～111页。

③ 孙金明、王健男、李肖亚：《"久病床前无孝子"？失能老人子代照料表现的追踪研究——兼论社区居家养老服务资源的调节效应》，《人口与发展》，2021年第2期，第114～123页。

④ 周艺梦、张奇林：《失能老人配偶照料者心理健康及其影响因素研究》，《北京社会科学》，2021年第1期，第107～116页。

⑤ 丁百仁、王毅杰：《由身至心：中国老年人的失能状态与幸福感》，《人口与发展》，2017年第5期，第82～90页。

⑥ 王雪辉、裴瑶琳：《中国老年人的衰弱与健康——基于RuLAS调查数据的实证研究》，《人口与发展》，2020年第4期，第43～50页。

⑦ Cunningham C，O'sullivan R，Caserotti P，et al：Consequence of physical inactivity in older adults：a systematic review and meta－analyses，Scandinavian journal of medicine & science in sports，2020（5）：816－827.

于歧视和消极化[1][2][3][4][5]。

　　然而，部分学者发现了"失能悖论现象"，即与公众对失能老人持有的消极悲观认知不同，部分失能老人的自评成功和主观幸福感并未随功能衰退而下降，失能老人对自己的生活状态感到幸福和快乐[6][7]。心理资本理论认为个体可以产生和培育乐观、希望、韧性、自我效能等积极心理状态，以帮助个体适应和克服困境，从而促进自身发展[8][9]。秉持积极心理学视角的学者认为失能老人会通过自我心理调适、获取外部支持和改变适应策略，来不断平衡身体功能不断衰退的事实和精神世界无限增长的空间之间的关系，并将老年失能期视为老人不断适应功能改变和平衡老年丧失与老年获得的连续过程[10][11]。世界卫生组织于 2015 年提出的健康老龄化理念也强调功能发挥的关键在于老人内在心理能力与外部环境之间形成有效的交互式互动关系，其中内在心理能力是老人提升自我适应力和生活质量的重要资源[12]。针对家庭抗逆力（Family Resilience）的研究进一步显示出，失能老人及其家庭在面对失能带来的多重困境时并非毫无胜算；相反，通过充分挖掘家庭内生优势与整合外部资源方面

---

①　Theodore D C, Prina M A, Jaime P, et al: Operational definitions of successful aging: a systematic review, International psychogeriatrics, 2014 (3): 373—381.

②　葛延风、王列军、冯文猛等：《我国健康老龄化的挑战与策略选择》，《管理世界》，2020 年第 4 期，第 86～96 页。

③　吴帆：《中国老年歧视的制度性根源与老年人公共政策的重构》，《社会》，2011 年第 5 期，第 190～206 页。

④　谢立黎、黄洁瑜：《中国老年人身份认同变化及其影响因素研究》，《人口与经济》，2014 年第 1 期，第 55～66 页。

⑤　姜兆萍、周宗奎：《老年歧视的特点、机制与干预》，《心理科学进展》，2012 年第 10 期，第 1642～1650 页。

⑥　Jennifer R, Geetika S, Depp C A: Older Adults' perspectives on successful aging: qualitative interviews, American journal of geriatrics psychiatry, 2010 (7): 567—575.

⑦　Lissette M P, John R, Melissa J K H, et al: Stakeholders' ideas about positive aging for latinos: a conceptual map, Journal of applied gerontology, 2020 (7): 1—14.

⑧　Luthans F, Youssef C M, Avolio B J: Psychological capital: developing the human competitive edge, Oxford University Press, 2007: 35—45.

⑨　Luthans F: Psychological capital: implications for HRD, retrospective analysis, and future directions, Human resource development quarterly, 2012 (23): 1—8.

⑩　Baltes P B: Theoretical propositions of life-span developmental psychology: on the dynamics between growth and decline, Developmental psychology, 1987 (5): 611—626.

⑪　穆光宗：《成功老龄化之关键：以"老年获得"平衡"老年丧失"》，《西南民族大学学报（人文社科版）》，2016 年第 11 期，第 9～15 页。

⑫　世界卫生组织：《关于老龄化与健康的全球报告》，http://www.who.int/publications/i/item/9789241565042。

的优势，能从经济、心理、行为模式以及资源组织等方面，为高风险家庭提供和整合与危机风险博弈的保护性资源，从而为失能老人个体及家庭突破困境提供驱动力。

本章从积极发展的视角阐述失能老人的个体心理资本及其家庭抗逆力对突破失能多重困境的理论可行性，从失能老人的个体发展和家庭成长切入，根据健康老龄化、积极老龄化、心理资本、家庭抗逆力等理论构，建失能老人个体与家庭困境的破局之道。

第一节　积极老龄化与健康老龄化

老龄化理论为公众对老年阶段和老龄化的认知与理解提供了价值导向，影响着老年政策体系的逻辑起点、价值主张和最终目标[1][2]。20 世纪 80 年代起，率先进入老龄化进程的西方国家先后提出了成功老龄化（Successful Aging）、生产老龄化（Productive Aging）、积极老龄化（Active Aging）和健康老龄化（Healthy Aging）等老龄化理论。老龄化理论的价值取向和政策主张逐渐由"医学健康范式"转向"医学－心理－社会健康范式"。学术界逐渐认识到老年期的多阶段特征，从而逐步推动了全面的、客观的老年认知和差异化、个体化的老年政策发展[3][4][5]。

一、积极老龄化理论

Rowe 和 Kahn 于 1987 年提出的成功老龄化理论与 Butler 和 Gleason 于

---

① Bengtson V L, Settersten R A: Handbook of theories of aging, Springer Publishing Company, 2016：23−30.

② 孙鹃娟：《健康老龄化视域下的老年照护服务体系：理论探讨与制度构想》，《华中科技大学学报（社会科学版）》，2021 年第 5 期，第 1~8 页。

③ Gilleard C，Higgs P：Old people as users and consumers of healthcare：a third age rhetoric for a fourth age reality?，Aging and society，1998 （3）：233−248.

④ 林卡、吕浩然：《四种老龄化理念及其政策蕴意》，《浙江大学学报（人文社会科学版）》，2016 年第 4 期，第 136~143 页。

⑤ Gilleard C，Higgs P：Fourth Ageism：real and Imaginary Old Age, Societies, 2021 （3）：1− 7.

1982 提出的生产老龄化理论代表老年认知的"医学健康范式"，即强调在老年阶段持续保持青中年期状态的重要性。成功老龄化认为个体可通过保持健康行为习惯，避免老年阶段常见疾病和失能的发生①。生产老龄化理论认为老人应充分利用闲暇时间去从事对他人、对社会更有效率的活动，应充分开发老人已有的技能、资源、经验和智慧，以使其维持高效率的社会产出，从而减少老龄歧视和社会养老负担。成功老龄化与生产老龄化将传统的"消极老龄观"（Negative Aging）转变为"积极老龄观"（Positive Aging），逐渐开始关注个体在实现身体健康和社会产出中的能动性作用，但仍是以身体健康老人的行为和能力作为老年认知和老年政策的逻辑基础，忽视了在老年阶段因增龄带来的功能限制与退化是不可避免且难以逆转的②③④⑤⑥。实际上，成功老龄化理论和生产老龄化理论所倡导的医学健康范式和维持青中年期状态的理念潜在地造成了社会对失能老人的歧视，忽视了失能老人成功应对、适应功能衰退的可能性和心理因素在其过程中发挥的重要作用⑦⑧⑨⑩⑪。

二、健康老龄化理论

1987 年世界卫生组织首次提出"健康老龄化"概念，指从老人的健康状

① Rowe J W, Kahn R L: Successful aging, The gerontologist, 1997 (4): 433-440.

② Katz S: Growing older without aging?, Generations, 2001 (2): 27-32.

③ Hill R D: A positive aging framework for guiding geropsychology interventions, Behavior therapy, 2011 (42): 66-77.

④ Marty M, Clara B: Successful aging and its discontents: a systematic review of the social gerontology literature, The gerontologist, 2015 (1): 58-69.

⑤ Bartur L: Fostering well-being in the elderly: translating theories on positive aging to practical approaches, Frontiers in medicine, 2021 (4): 1-9.

⑥ 赵怀娟：《"生产性老龄化"的实践与启示》，《安徽师范大学学报（人文社会科学版）》，2010 年第 3 期，第 330~334、346 页。

⑦ Paul C, Teixeira L: Positive aging beyond "Success": towards a more inclusive perspective of high level functioning in old age, Educational gerontology, 2015 (12): 930-941.

⑧ Stowe J D, Cooney T M: Examining Rowe and Kahn's concept of successful aging: importance of taking a life course perspective, The gerontologist, 2015 (1): 43-50.

⑨ Alen W: The emergence of age management in Europe, International journal of organisational behaviour, 2015 (1): 685-697.

⑩ Marrtin P, Kelly N, Kahana B, et al: Defining successful aging: a tangible or elusive concept, The gerontologist, 2015 (1): 14-25.

⑪ Lehto V, Jolanki O, Valanne J: Understanding functional ability: perspectives of nurses and older people living in long-term care, Journal of aging studies, 2017 (43): 15-22.

况和医疗保健出发，缩短带病生存期，延长健康寿命和提高老人的生命质量[1]。此时的健康老龄化与成功老龄化、生产老龄化均采用狭隘的经济观点和医学健康范式，忽视老年功能衰退现象，否认失能老人与患有慢性病老人拥有较好生活质量和生活价值的可能性。然而，多数研究发现部分失能老人的自评成功和主观幸福感并未随功能衰退而下降[2]。当个体面临功能限制和退化时，老年时期的成功与生命历程的完整性不再依赖于对个体青壮年阶段的"线性、向上增长"的经济发展范式的延续和补充，而是取决于个体如何不断地适应功能改变和平衡老年获得与老年丧失[3][4][5][6][7]。

2002 年世界卫生组织给"健康老龄化"的概念又增加了"保障"和"参与"两个维度，将其发展为"积极老龄化"政策框架，指出"积极老龄化是指在老年时为了提高生活质量，促使老人健康、参与和保障方面尽可能获得最佳机会的过程"。积极老龄化将老人的社会参与定义为涵盖社会、经济、文化、精神和公民事务等多个方面的活动，而不仅是成功老龄化所强调的维持身体健康活动和生产老龄化所强调的社会生产活动。同时，积极老龄化强调社会政策在保障老人"身体积极""经济积极""精神和社会积极"和"支持和保障积极"四个方面的重要作用[8][9]。

2007 年，"健康老龄化"概念得到了进一步的发展，学界普遍认为健康老龄化是老人在晚年保持躯体、心理和社会功能的健康状态，将疾病和生活不能自理的时间推迟到生命的最后阶段。此时，"健康"的内涵已由医学模式转变为医学心理社会模式，强调老人身体功能、心理健康和社会功能的全面发展。

① 宋全成、崔瑞宁：《人口高速老龄化的理论应对——从健康老龄化到积极老龄化》，《山东社会科学》，2013 年第 4 期，第 36~41 页。

② Jennifer R, Geetika S, Depp C A: Older adults' perspectives on successful aging: qualitative interviews, American journal of geriatrics psychiatry, 2010 (7): 567−575.

③ Baltes P B: Theoretical propositions of life−span developmental psychology: on the dynamics between growth and decline, Developmental psychology, 1987 (5): 611−626.

④ 穆光宗：《成功老龄化：中国老龄治理的战略构想》，《国家行政学院学报》，2015 年第 3 期，第 55~61 页。

⑤ 穆光宗：《成功老龄化之关键：以"老年获得"平衡"老年丧失"》，《西南民族大学学报（人文社科版）》，2016 年第 11 期，第 9~15 页。

⑥ 郭爱妹、顾大男：《成功老龄化：理论、研究与未来展望》，《南京师大学报（社会科学版）》，2018 年第 3 期，第 102~110 页。

⑦ Higgs P, Gilleard C: Fourth ageism: real and imaginary old age, Societies, 2021 (11): 1−7.

⑧ 世界卫生组织：《积极老年化政策框架》，华龄出版社，2003 年，第 7~8 页。

⑨ 林宝：《积极应对人口老龄化：内涵、目标和任务》，《中国人口科学》，2021 年第 3 期，第 42~55页。

2015年，世界卫生组织从老人视角提出了"健康"新理念，构建了"功能发挥"新概念，将健康老龄化定义为"维护老年健康生活所需的功能发挥过程"，并开始关注老人积极适应逆境的动态过程。其中，"健康"是指"老人能够完成他们认为重要的事情所具备的根本属性和整体属性，而非没有疾病的状态"，功能发挥则是"个体能够按照自身观念和偏好来生活和行动的健康相关因素"。健康老龄化理论认为老人在面对功能衰退时，应促进个人内在能力（身体机能、智力和心理要素）与外部环境之间的良性互动和适应发展，从而不断平衡老年丧失与老年获得[1]。健康老龄化新理念强调从身体功能－心理功能－社会功能的全方位视角，从老人内在能力与外部环境互相作用的全过程角度，来探索老龄化现象和制定老年政策[2][3]。同时，健康老龄化新理念认为个体在适应老化过程中所展现出的心理适应能力，即复原力，是实现老年发展的重要资源[4]。

三、积极老龄化和健康老龄化的关系

积极老龄化和健康老龄化是有关老人福祉的重要概念，它们共同强调老人的健康和社会参与，以创造更富有活力和有益的老年生活。积极老龄化和健康老龄化是两种相关但不完全相同的概念，它们之间有一定的重叠和互补关系，这两个概念可以互相促进，共同推动老人的全面发展。以下是二者之间的关系：

（1）共同目标：积极老龄化和健康老龄化的共同目标是提高老人的生活质量，延长老人健康寿命，以便他们能够继续参与社会和经济活动，充分发挥其潜力。

（2）健康因素：健康老龄化侧重于促进老人的健康福祉，包括健康促进、疾病预防、医疗保健、心理健康等。健康老龄化是积极老龄化的一个重要组成部分，因为健康是积极参与社会和生活的基础。

---

[1] 世界卫生组织：《关于老龄化与健康的全球报告》，http://www.who.int/publications/i/item/9789241565042。

[2] 孙鹃娟：《健康老龄化视域下的老年照护服务体系：理论探讨与制度构想》，《华中科技大学学报（社会科学版）》，2021年第5期，第1～8页。

[3] 葛延风、王列军、冯文猛等：《我国健康老龄化的挑战与策略选择》，《管理世界》，2020年第4期，第86～96页。

[4] 世界卫生组织：《关于老龄化与健康的全球报告》，http://www.who.int/publications/i/item/9789241565042。

（3）社会参与：积极老龄化侧重于老人的社会参与和参与度，包括社交互动、文化活动、志愿服务等。虽然健康老龄化更加强调健康方面，但社会参与也可以促进健康。

（4）综合性理念：积极老龄化可以被看作是一个更综合性的理念，它涵盖了老人在各个领域的全面参与，包括健康、社会参与、经济活动等。健康老龄化则是积极老龄化的一个组成部分，专注于老人的健康方面。

综上所述，现有老龄化理论研究在理论内涵上存在着相互继承和发展的关系。老龄化理论的研究范式以积极发展话语为主导，不断扩展到生物－心理－社会模式，并开始逐渐关注心理内在功能对失能老人实现健康老龄化的重要支持作用，强调老人功能健全和积极社会参与对实现老龄化发展的重要作用。然而，尽管现有老龄化理论研究从应然的层面提出了"老年健康""功能发挥"等抽象的理念，但尚未深入分析作为促进失能老人功能发挥关键要素的内在心理能力的具体内涵与构成要素，也未从实然的层面探讨失能老人内在心理能力与外部环境因素相互匹配与融合的主体能动作用机制。

第二节　老龄化背景下的积极心理学与家庭系统理论

老龄化背景下的积极心理学和家庭系统理论是心理学和社会学的两种理论取向，有助于理解和促进失能老人的心理健康和家庭关系。其中，积极心理学关注个体的优点、强项和幸福感，强调老人的心理资源、自我接受和生活满意度。它关注在老年阶段培养乐观、自尊和积极情感，通过促进老人的积极情感、适应性和个人成长，使其更好地适应生活变化，从而提高老人的生命质量和幸福感。家庭系统理论认为家庭是一个相互依存和相互影响的系统，家庭成员之间的关系构成了整体家庭系统。在老龄化社会中，家庭系统理论关注老人与家庭成员之间的相互作用和关系动态。它强调整个家庭系统对老人的影响，以及老人在家庭中的角色和功能，着重通过促进家庭成员之间的良好沟通、解决冲突，支持家庭系统适应老人的各项需求。

综合运用积极心理学和家庭系统理论，可以更全面地关注失能老人的心理健康和家庭互动，在强调个体的积极资源开发的基础上，激活家庭各个功能系统，从而为失能老人的照护提供有效的支持，提升老人在家庭和社会中的幸福感、安全感、获得感。

一、积极心理学理论

积极心理学是一门研究个体如何能够蓬勃发展、追求幸福和提升生活质量的心理学分支。它关注个体的优点、资源和积极体验，以促进心理健康和幸福感。积极心理学（Positive Psychology）是心理学于 20 世纪末兴起的一大发展趋向。积极心理学强调心理学要恢复研究人类积极力量和品质，并利用心理学实验方法与测量手段来开展研究的新思潮。积极心理学以人的能力与品质为研究核心，其中"积极"具有三层含义：一是对于前期消极心理学的批判；二是倡导研究个体心理的积极因素；三是主张用积极的方式对心理问题做出适当解释，找寻积极意义[①]。

积极心理学最早可追溯至 20 世纪 30 年代心理学家荣格的研究，他认为多数人的精神问题来源于生活意义的缺乏，而生活意义概念在一定程度上类似于积极心理学中的意义感。然而 20 世纪初的主流心理学以病理学方式开展研究，第二次世界大战后心理学研究重点转移至治愈战争创伤与精神疾患，局限于心理问题、心理障碍以及环境压力导致的负面压力等方面。虽然此时的心理学已掌握数种心理疾病机理以及实现控制或治愈的途径，在心理疾病治疗方面取得了较大成果，但却忽视了对个体的积极情绪的研究[②]。20 世纪 50 至 60 年代，以马斯洛、罗杰斯等人为代表的人本心理学家开始重视个体积极的心理活动，强调人的尊严、价值、创造力和自我实现，把人的自我实现归结为潜能的发挥。马斯洛曾指出如果心理学只关注精神错乱、神经病患者、心理变态者、精神脆弱者等，研究结果势必导致人类的生活信心逐渐降低。因此，只对发育不成熟的和不健康的人进行研究，便只能产生畸形的心理学和哲学[③]。人本心理学从人的本性出发研究人，将研究对象扩展至普通人，这一转变引发积极心理学家新的思考。20 世纪 90 年代，部分心理学家开始关注心理疾患的预防，发现勇气、乐观、希望等可以对心理疾病起到预防和缓冲作用。人性中的力量与品质可以帮助人们不断发展自己，具有理论价值与现实意义[④]。1998 年美国心

---

① 任俊、叶浩生：《积极：当代心理学研究的价值核心》，《陕西师范大学学报（哲学社会科学版）》，2004 年第 4 期，第 106~112 页。

② Seligman E P：Building human strength：psychology's forgotten mission，APA monitor，1998 (1)：12—18.

③ 弗兰克·戈布尔：《第三思潮：马斯洛心理学》，上海译文出版社，1987 年，第 231~236 页。

④ 李金珍、王文忠、施建农：《积极心理学：一种新的研究方向》，《心理科学进展》，2003 年第 3 期，第 321~327 页。

理学会（APA）前主席 Seligman 正式发起"积极心理学"　（Positive Psychology）运动，并与其他两位心理学家 Csikszentmihalyi 和 Fowler 明确了积极心理学研究方法、基本结构等问题，确定了积极情绪体验、积极人格、积极社会组织系统的三大研究领域①。2002 年，在该领域具有里程碑意义的《积极心理学手册》正式发表，汇集了 55 篇颇具影响力的文章，对积极心理学各领域已经取得的研究成果进行了系统的梳理和归纳，规范了该学术运动，并指导了未来发展方向。

积极心理学将能够促使个体获得更多积极体验并易于形成积极人格的环境系统称为积极的环境系统。环境系统从宏观层面可指一国的政治、经济情况；中观层面则是组织或社区；微观便缩小至个体的核心生活圈，主要指家庭环境。部分心理学家研究证实个体的生活环境系统会影响自身心理防御机制的成熟度②。积极心理学是对过去消极心理学的扬弃，基本沿用了以往心理学的实验方法和测量手段，如量表、问卷、访谈等研究技术。未来的积极心理学在继承、借鉴标准化测量工具、严密的实验设计技术、心理干预技术的基础上，还应拓展其特有的研究技术、手段，以帮助实现自身研究目的，并逐步完善自身理论框架。另外，积极心理学关注人类潜力与品质的思想已延伸至多个心理学分支领域，如管理心理学、临床心理学、教育心理学、咨询心理学和健康心理学等，扩展了研究视域，实现了多学科的互动，正逐步实现中国文化背景下的本土化③。

在人口结构老龄化的今天，需要推动积极心理学在养老领域的应用。一是要帮助老人正确看待衰老问题。衰老的态度是影响寿命的主要因素，积极看待衰老更利于老人生活更加健康④。二是要构建老人生活的良好环境，给予社会支持。在情感上，不仅应当重视血缘亲属关系的作用，还应当推动新社会关系的建立，如推动青年帮扶老人、走向社会，引导老人传授技艺与经验。在外在环境上，养老机构或社区照料中心既要发挥好"辅助生活"作用，也要推动积极心理学的老年教育，减轻老人的心理压力。总之，积极心理学着眼于人性中

---

① Seligman E P, Csikszentmihalyi M: Positive psychology: an introduction, American psychologist, 2000 (1): 5－14.

② Vaillant G E: Adaptive mental mechanisms: their role in a positive psychology, American psychologist, 2000 (1): 89－98.

③ 石国兴：《论积极心理健康教育目标结构》，《教育研究与实验》，2010 年第 2 期，第 88～92 页。

④ Maier H, Smith J: Psychological predictors of mortality in old age, The journals of gerontology, 1999 (1): 44－54.

的积极方面，研究人的优点及价值意义，倡导关注正常人发展的心理机能以实施更有效的干预，最后促进个人、家庭与社会的良性发展。更深层次来讲，积极心理学打破了以往心理学冰冷的界限，以更开放的眼光寻求人类的人文关怀，重建心理学的人文精神。

二、家庭系统理论

家庭系统理论是 20 世纪 40 年代末至 50 年代初，在一般系统理论的启发下，由家庭治疗师发展起来的[①]。一般系统理论是数学家、人类学家和工程师们创造的，家庭治疗师们看到了将其应用于研究家庭互动模式的价值[②]。从传统的个体思维（行为由个体内部过程所产生）或因果思维（单一原因造成具体后果）到系统思维的转变，有利于家庭治疗师深入探讨家庭成员之间的相互作用如何影响每一个家庭成员。在这样的背景下，美国心理咨询师默里·鲍恩（Murray Bowen）对系统理论的临床应用做出了重大的理论贡献。鲍恩于 20 世纪 50 年代初在美国国家心理健康研究所（NIMH）工作，在此期间他根据对精神分裂症患者及其家人的观察，提出可把家庭视为情绪单位或连锁关系网络，某位家庭成员的情绪障碍首先影响到的关系系统是家庭系统。同样地，家庭系统也影响着身在其中的每一位成员。驱动人类行为的是家庭成员间为了取得家庭整体感与个人自主性所产生的同步推拉作用[③]。1963 年，他在总结近十年研究成果的基础上，第一次使用"家庭系统理论"这一术语对其理论概念进行阐述。20 世纪 70 年代末，其助手米切尔·科尔对家庭系统理论做了进一步的充实和完善。科尔与鲍恩共同撰写的《家庭评价》（*Family Evaluation*）一书，于 1988 年 10 月出版。该书全面总结了他们多年的研究，并对家庭系统理论以及家庭系统理论在心理治疗方面的具体运用做了详尽的阐述[④]。鲍恩主张通过心理分析发掘家庭中各个成员深层心理和行为动机，理解亲子关系发展过程，关注提高家庭成员情感表达方式和欲望处理途径，促进家庭心理成长[⑤]。

---

① Winek J L：Systemic family therapy：from theory to practice，SAGE Publications，2009.

② Hoffman L：Beyond power and control：toward a "second order" family systems therapy，Family systems medicine，1985（4）：381−396.

③ Wylie M S：Family therapies neglected prophet，Family therapy networker，1990（2）：25−37.

④ 张志学：《家庭系统理论的发展与现状》，《心理学探新》，1990 年第 1 期，第 31~34、20 页。

⑤ 袁芮：《家庭治疗在本土情境中的运用——以鲍温家庭系统理论为例》，《社会工作与管理》，2018 第 2 期，第 36~43 页。

鲍恩的理论由八个概念和一个主要变量组成。前七个概念关于家庭系统，第八个关于社会及社会系统功能。主要变量是慢性焦虑（Chronic Anxiety）——当有机体意识到实际存在或者想象存在着危险时，就会引起焦虑。这八个概念都是相互关联的，它们构建慢性焦虑的同时塑造了家庭功能，具体如下[1][2]：

（1）自我分化与情感融合（Differentiation of Self and Emotional Fusion）：指一个人与其他家庭成员之间情感上的依恋或独立性。在个体层面上，情感与认知之间的均衡总是自我分化的尺度；在人际层面上，个体可以体会与人亲密的感受，但同时又是一个独立的个体，不会卷入家庭情绪纠纷。家庭整体感与个人自主性相当于光谱的两头，自主性（Autonomy）越强的人可以越理性地面对问题而不被感性左右，而情感与原生家庭过度融合则极易形成"家庭未分化自我组块"（Undifferentiated Family Ego Mass）。自我分化度较低者倾向于以下述途径处理其高程度慢性焦虑问题，包括夫妻冲突、自己或者孩子健康问题或者情绪失调以及三角关系等。情绪融合度越高，则对自我得不到承认的担忧程度越高，对外界压力越缺乏理性思考与灵活应对能力，使慢性焦虑加重，且这种格局可能会在代与代之间传递。反之，高自我分化个体对环境变化的适应能力较强，对情绪压力的体验较低。

（2）三角关系（Triangles）：又称情感三角，是指矛盾双方拉入一个重要家庭成员，形成三人互动。第三方的参与在促进双方交流的同时，也可能把焦虑事件由双方关系传递给第三方。作为获得缓解冲突的途径，三角关系在不同代际中都有其身影。

（3）核心家庭情绪系统（Nuclear Family Emotional System）：鲍恩提出，人们会选择与他们分化水平相当的人为配偶，并且创造一个类似机制的家庭。

（4）家庭投射过程（Family Projection Process）：自我分化较差的家长把自我的不成熟与焦虑感投射在子女身上，导致子女被错误地判断为问题制造者。

（5）情绪阻断/孤立（Emotional Cutoff）：情绪阻断指代际间处理不分化问题的方法。在鲍恩看来，一个人为了能够摆脱和父母之间的情感接触，以获得一个自由空间，选择了没有和父母共同生活或者没有和父母交往的生活方

---

① Brown J：Bowen family systems theory and practice：illustration and critique，Australian new zeal and journal of family therapy，1999（2）：94－103.

② Brown M：Theory in the practice of psychotherapy，Gardner，1976.

式，就可称为情感阻隔。

（6）多代传递的过程（Multi-generational Transmission Process）：长期焦虑是通过家长有意或无意地指导孩子进行跨代传递的。孩子习得的情绪过程（Emotional Process）和家长并没有太大的差别，自我分化的程度也是有限度的。在鲍恩看来，这类家庭传统与家庭信念需一分为二地看，既可以是正面的，也可以是负面的。

（7）手足位置（Sibling Position）：儿童在兄弟姐妹中的排行，与其所塑造的人格特质有关。在多子女家庭里，父母一方更倾向于选择与排行相同的子女建构情感三角以缓冲紧张的夫妻关系。

（8）社会退行（Societal Regression/Societal Emotional Process）：该概念把鲍恩的家庭理论扩展到宏观层面。如同家庭功能的实现受制于慢性焦虑一样，社会在面临着人口膨胀、资源消耗和环境污染等慢性压力的情况下，同样会形成一种社会焦虑氛围，进而影响到社会整体功能的实现，从而诱发个体更大范围内的焦虑。

鲍恩的家庭系统理论使我们能够从整体的角度来观察个人的发展，而非单纯地将个人的发展作为孤立的角度来观察。在此基础上，家庭系统理论对研究失能老人的家庭问题提供了重要的理论支撑。家庭是一个完整的系统，老人及家庭内部其他成员属于子系统，子系统的变化会对家庭系统的稳定性产生影响，而家庭系统的变化也会对社会系统产生一定的影响，在社会系统和内部子系统的约束下，确保家庭系统的稳定和平衡。综上所述，为了更好地理解和解决失能老人照护困境问题，我们必须对他们的家庭系统进行分析，并对家庭内部子系统的变化、家庭外部社会系统对家庭和个人的影响、不同系统之间的相互作用进行探究，尤其要掌握好家庭调整的过程。

第三节　个体发展：老龄化中的积极心理资本

老龄化中的积极心理资本是指个体在老年阶段表现出的积极心理特质和资源，这些资源有助于提高生活质量、促进幸福感和心理健康。积极心理资本包括一系列积极情感、态度和能力，有助于个体老龄化过程中身心状态得到更好的发展，从而更好地适应老龄化的挑战和机会。

一、心理资本理论

心理资本理论是在人力资本理论、社会资本理论、积极心理学和组织行为学的基础上发展起来的。"资本"是经济学中的一个基本概念，指在生产过程中能产生效益的资源要素。斯密（Smith）将经济生产活动所需的资产要素形式限于物质范围内[①]。20世纪50年代，舒尔茨（Schnltz）和贝克尔（Becker）将"人力资本"引入古典经济学，认为人力资源的投资可以通过提高生产效率来促进效益增长[②]。"人力资本"概念的提出丰富了"资本"的内涵，使资本摆脱了物质形态的束缚，成为可以带来价值增值的所有物质与非物质资源的代名词，从而为社会资本的提出奠定了基础。

20世纪80年代，布迪厄（Bourdien）在《社会科学研究》中正式界定了"社会资本"概念，但其认为社会资本是附属于经济资本和文化资本的，处于次要地位[③]。科尔曼（Coleman）对"社会资本"概念进行了扩展，构建了较完整的社会资本理论框架，从而强化了社会资本与其他资本的并列与独立地位[④][⑤]。人力资本理论和社会资本理论拓展了资本的概念与形式。20世纪90年代，经济学家Goldsmith等首次提出心理资本概念，认为心理资本由自我观点、自尊、性格等要素构成；心理资本与人力资本、社会资本一样，会影响个人的生产效率[⑥]。此时心理资本概念并未成为真正独立的积极心理学概念，仅仅指个体的自我观点、自尊、性格等，以及它对一个人的工作动机、工作态度具有决定性影响，主要运用在经济学、投资学等领域的研究中。

积极心理学的盛行推动了心理资本在组织管理领域的广泛应用和心理资本理论的形成。积极心理学强调个人积极性、生活意义感的重要性，聚焦主观层面的个人积极情绪体验、个人层面的积极人格特质和群体层面的积极组织系

---

① 胡寄窗：《西方经济学说史》，立信会计出版社，1991年，第40~45页。

② ［美］舒尔茨：《论人力资本投资》，吴珠华等译，经济学学院出版社，1990年，第23~25页。

③ Bourdieu P：The forms of social capital，Greenwood Press，1986.

④ Coleman J S：Social capital in the creation of human capital，American journal of sociology，1988（94）：34−38.

⑤ Coleman J S：The foundations of social theory，Belknap Press of Harvard University Press，1990.

⑥ Goldsmith A H，Darity W，Veum J R：Cognitive skills，psychological capital and wages，Review of black political economy，1998（26）：13−22.

统①。Luthans 等基于积极心理学理论，提出了"心理资本"概念，指个体积极的核心心理要素，是各种积极的心理状态，将心理资本概念引入组织人力资源研究中。Luthans 等认为心理资本符合积极组织行为学的特性，即心理资本强调个人独特性的心理动力要素，具有一定的理论和研究基础，由可开发、可测量的心理要素构成。随后，Luthans 等从突出个体积极性和自身优势的方面，对心理资本做出了具体的概括："心理资本是个体一般积极性的核心要素，具体表现为符合积极组织行为标准的心理力量，它超出了人力资本和社会资本之上，并能够通过有针对性的投资和开发而使个体获得竞争优势。"② Luthans 和 Youssef 等经过一系列的研究，修订了心理资本的定义，即心理资本是"个体在成长和发展过程中表现出来的一种积极心理状态"，具体表现为四个方面：第一，自我效能，指有信心面对具有挑战性的任务，并能通过必要的努力来实现目标；第二，乐观，即对现在与未来的成功都能做出积极的归因；第三，希望，指坚定自己的目标，锲而不舍，能在必要的时候进行自我调整以实现目标；第四，韧性，指当身处困境时，能迅速调整和恢复，并且最后获得成功。至此，心理资本理论基本形成③。

心理资本既对工作满意度、态度行为、组织承诺及领导行为等有促进作用，又对人的压力、焦虑、抑郁、无助、孤独等负面情绪有调节作用，能促进人的身心健康、提升幸福感④⑤。而心理资本作为因变量，既会受压力、冲突、氛围、稳定程度、外部支持等环境因素的影响，也会因年龄、健康状况、生命

---

① Seligman E P, Csikszentmihalyi M: Positive psychology: an introduction, American psychologist, 2000 (1): 5－14.

② Luthans F, Youssef C M: Human, social, and now positive psychological capital management: investing in people for competitive advantage, Organ dyn, 2004 (33): 143－160.

③ Luthans F, Youssef C M, Avolio B J: Psychological capital: developing the human competitive edge, Oxford University, 2007: 13－18.

④ 刘洋、张宸铭、冯亚娟：《动态环境下正念型领导如何提高员工工作绩效》，《华东经济管理》，2021 年第 12 期，第 120～128 页。

⑤ 王保健、贾林祥：《员工心理资本和职业认同在组织公正感与工作倦怠间的多重中介效应》，《中国心理卫生杂志》，2017 年第 7 期，第 577～579 页。

意义等个体因素而变化①②③。

二、老年发展理论

我国学者穆光宗提出的老年发展理论是在丰富和完善西方脱离理论、活动理论和发展理论等基础上构建起来的中国本土化老年学理论。Cumming 和 Henry 最早于 1961 年提出脱离理论，认为年龄增长和功能衰退会促使老人主动或被动地逐渐退出劳动力市场和原有社会关系网络；老人会更加聚焦于自身，并开始适应一种与中年时期不同的平衡关系，中年时期所关注的平衡关系，即个体与社会的关系，在老年时期会转变为更远的距离和社会关系的改变之间的关系④。Carstensen 等于 1987 年提出的社会情绪选择理论进一步阐述了老年期个体的撤退行为。Carstensen 认为在老人社会网络分析中，信息获取、自我概念的发展与维持、情绪调节是社会交往活动的三个基本动机；老人社会活动的减少并非由年龄本身决定的，起关键作用的是随年龄增长而出现的一种同伴选择偏好，老人会将与知识有关的目标放在次要地位，而更加重视那些具有情绪意义的目标，因此老人的社会网络特征更倾向于亲密的亲情网络⑤。Rose 从劣势视角转为优势视角，于 1964 年提出活动理论，主张老人应充分发挥自身内在能力，提升自主性和决策能力，积极开发新的社会角色和社会功能，以弥补功能性丧失⑥。1961 年，西方学者 Neugarten、Havighurst 和 Tobin 提出发展理论，从微观层面讨论老人对老年生活的不同反应⑦，认为踏入老年期后，老人余生的生命议题变为整合以往人生的经验，强调老人要总结

① Ho H C Y, Chan Y C. Longitudinal associations between psychological capital and problem-solving among social workers: a two-wave cross-lagged study, Health & social care in the community, 2022 (1): 1—10.

② Kauffeld S, Spurk D. Why does psychological capital foster subjective and objective career success?, Journal of career assessment, 2021 (12): 1—24.

③ Jafari A, Hesampour F. Predicting life satisfaction based on spiritual intelligence and psychological capital in older people, Salmand-Iranian journal of aging, 2017 (1): 90—103.

④ Cumming E, Henry W E. A formal statement of disengagement theory, New York: Basic Books, 1961: 210—218.

⑤ Carstensen L L, Fung H H, Charles S T. Socioemotional slectivity theory and the regulation of emotion in the second half of Life, Motivation and emotion, 2003 (2): 103—123.

⑥ Rose AM. A current theoretical issue in social gerontology, The gerontologist, 1964 (1): 4—8.

⑦ Neugarten B L, Havighurst R J, Tobin S S. The measurement of life satisfaction, Journal of gerontology, 1961 (16): 134—143.

生活经验来应对老年挑战。

脱离理论、社会情绪选择理论、活动理论和发展理论分别从老年期阶段发展特点和老人反应等角度构想和描绘了老年生活图景，为认识老年本质、应对老龄问题和提升老年生活质量提供了理论依据和政策参考。但脱离理论、社会情绪选择理论和活动理论分析视角过于单一，而发展理论也尚未对其内涵、核心概念等提出整体性分析框架。

Baltes 于 1990 年提出选择补偿最优化理论（Selective Optimization with Compensation，SOC），并开发了 SOC 模型测量问卷，用于分析个体整合有限资源，以促进功能发挥的行为决策过程。SOC 模型由选择（Selection）、优化（Optimization）、补偿（Compensation）三种行为适应策略构成①。Heckhausen 整合控制理论与 SOC 模型，提出了生命周期控制理论（Life Span Theory of Control），分析了一级控制和次级控制在选择、优化和补偿行为中的作用②。在截面研究中，SOC 模型被用于分析老年群体在应对居家生活、环境适应、目标管理等方面的适应行为策略③④⑤。部分学者通过截面数据研究发现：使用 SOC 适应策略，能够提升老人的生活满意度、积极情绪，减少社会隔离和孤独感⑥⑦。Kelly 在分析独居老人应对居家生活采取的行为策略时，将 SOC 模型中的适应行为类型进一步拓展为选择性选择与优化策略（Elective Selection with Optimization）、选择性选择与补偿策略（Elective Selection with Compensation）、以丧失为基础的选择与补偿策略（Loss－based

① Baltes P B: On the incomplete architecture of human ontogeny－selection, optimization, and compensation as foundation of developmental theory, American psychologist, 1996 (4): 366－380.

② Hechjausen J, Schulz R A: Life－span theory of control, Psychological review, 1995 (2): 284－304.

③ Lien L, Carmen S, Susanne I: Adaptive strategies and person－environment fit among functionally limited older adults aging in place: a mixed methods approach, International journal of environmental research and public health, 2015 (9): 11954－11974.

④ Penningroth S L, Scott W D: Age－related differences in goals: testing predictions from selection, optimization, and compensation theory and socioemotional selectivity theory, International journal of aging & human development, 2012 (2): 87－111.

⑤ Yuan H K, Vogtle L K: Multi－morbidity, disability and adaptation strategies among community－dwelling adults aged 75Years and older, Disability and health journal, 2016 (4): 593－599.

⑥ Zhang W H, Kavita R: Evidence on selection, optimization, and compensation strategies to optimize aging with multiple chronic conditions: a literature review, Geriatric nuring, 2018 (5): 534－542.

⑦ Warner C B, Roberts A R, Jeanlanc A B: Coping resources, loneliness, and depressive symptoms of older women with chronic illness, Journal of applied gerontology, 2019 (3): 295－322.

Selection with Compensation) 和以丧失为基础的选择策略（Loss－based Selection)[①]。

在此基础上，我国学者穆光宗提出了"老年发展"和"老年资本"两大概念并详细论述了其内涵，最终形成了老年发展理论。穆光宗指出，老龄问题的本质即"资源丧失"：角色、亲友、健康和理想等基本社会资源的丧失会造成老人的恐惧感、孤独感并剥夺其追求美好生活的意志力[②]。面对老龄丧失的风险与冲击，穆光宗认为老人应积极主动提升和扩充老年资本存量。其中，老年资本主要由健康资本、经济资本、网络资本和知识资本构成。健康资本是第一重要资本，即身体健康，自立自助；经济资本指适当的收入与储蓄，以降低老人经济依赖和增强代际支持能力；网络资本即社会关系及其资源支持；知识资本指经验、技能和智慧[③]。老年发展理论整合了脱离理论和活动理论，继承和完善了发展理论；该理论不仅明确了促进老人健康发展、自主发展、角色发展、认知发展、价值发展的老龄社会目标，也强调了关注老人发展需求，尤其是精神需求的重要性。

第四节　家庭成长：照护困境中的家庭抗逆力

在面对老年失能照护困境时，家庭抗逆力（又称"家庭韧性"）是一种关键的应对失能照护压力和困境的能力，有助于家庭有效地应对挑战、危机和变化。抗逆力这一概念首先是在物理学和工程学中提出的，后来引起了社会科学研究者们的关注。在物理学中，抗逆力是材料对冲击的抵抗力；而从心理学角度讲，个体抗逆力是个人在遇到困境之后成功存活并继续前进的力量。这些年来，随着人们对个体抗逆力的研究不断深入，家庭抗逆力逐渐被家庭系统研究者们关注。

家庭抗逆力理论是根据家庭压力理论、家庭系统理论等发展起来的。高斯

---

① Kelly A J, Fausset C B, Rogers W: Responding to home maintenance challenge scenarios: the role of selection, optimization, and compensation in aging－in－place, Journal of applied gerontology, 2014 (8): 1018－1042.

② 穆光宗:《丧失和超越：寻求老龄政策的理论支点》,《市场与人口分析》,2002 年第 4 期，第 45~53 页。

③ 穆光宗:《老年发展论——21 世纪成功老龄化战略的基本框架》,《人口研究》,2002 年第 6 期，第 29~37 页。

（Koos）于 1946 年对低收入家庭困境进行研究，并提出首个家庭压力理论——"过山车模型"。在这一模型中，家庭对危机的反应过程由"危机—解体—恢复—重组"4 个阶段构成。希尔（Hill）在此基础上着重探讨第二次世界大战退伍军人如何应对战争创伤，并提出第二个家庭压力理论——"ABCX 模型"。在这一模型中，压力事件的出现破坏了家庭原有的平衡，使家庭陷入了危机之中，而危机的严重性关键在于家庭对压力事件的评估。两种模型清晰地阐述了家庭功能障碍在压力作用下的发生过程，并为家庭抗逆力理论提供了依据，但是并没有对家庭成员之间的相互影响做出良好的解释。鲍恩（Bowen）聚焦于家庭成员之间的互动作用，提出了家庭系统理论，给家庭抗逆力理论的产生带来机遇，却无法揭示家庭如何应对危机。直到 20 世纪 80 年代，麦卡宾和帕特森（McCubbin & Patterson）在研究美国军人家庭如何应对战争危机过程中，结合家庭压力理论与家庭系统理论，提出了家庭抗逆力理论，也就是"双 ABCX 模型"（Double ABCX Model）。这一理论在家庭层面上对"危机事件—适应能力"之间的关系提供了一个全新的解释机制。同年，麦卡宾和帕特森在"双 ABCX 模型"基础上突出了家庭危机前调整和危机后适应过程，提出了"家庭调整与适应反应模型"（Family Adjustment and Adaptation Response Model，FAAR）[1]。

沃尔什（Walsh）则关注家庭逆境和家庭抗逆力生成的动态过程。他提出一般家庭抗逆力过程模式，将家庭抗逆力构成系统分为家庭信念系统、家庭组织模式和家庭沟通过程三个部分（如图 2-1），并指出当家庭面临压力时，对家庭组织的需求就会成倍增加，家庭拥有乐观的信念、超越性和精神性等更大的价值观体系、灵活的家庭组织模式，且在沟通过程中发送和接收清晰一致的信息，使用开放的情感表达及协作解决问题的方法，将更有利于家庭压力应对[2]。

---

① 安叶青、七十三、曾小叶等：《家庭抗逆力理论在风险应对领域的应用：演变、价值及挑战》，《心理科学进展》，2023 年第 3 期，第 428~442 页。

② Walsh F：Family resilience：a developmental systems framework，European journal of developmental psychology，2016（3）：313-324.

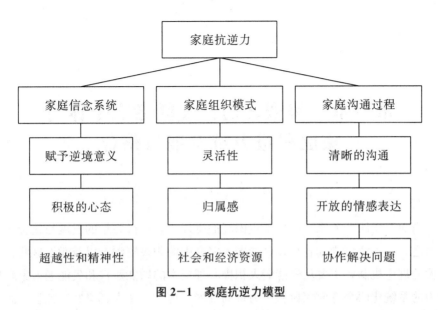

图 2-1　家庭抗逆力模型

　　家庭信念系统通过家庭和社会交流互动形成，极大地影响我们如何看待危机、痛苦和我们的选择，信念会决定家庭面对危机的方法。如果家庭成员有共同的信念，则会有助于增加选择范围、发挥家庭功能、解决问题和促进成长，家庭抗逆力也会因此提升。家庭组织模式受家庭系统的影响，不同形式的家庭以不同的方式组织资源，家庭需要动员并组织资源去缓冲压力，并能根据具体情况重新调整组织。

　　家庭沟通过程对于家庭功能至关重要。沟通会促进家庭的所有功能系统良性运转，提升家庭成员察觉危机状况的能力。通过坦诚的情感表达和回应彼此的需求，以及协同合作促进家庭功能系统的改变，来解决家庭危机。因此，良好的沟通是有效发挥家庭功能、提升家庭抗逆力的关键。

第三章　解密之钥：失能老人个体与 家庭积极力量发展与整合

当面对失能老人家庭照护多重困境的挑战时，积极力量的发展与整合成为解密之钥。本章将为读者呈现失能老人家庭中的积极资源，以及激发这些积极资源的理论机制，主要从失能老人积极心理资本的增能赋权和失能老人家庭抗逆力的系统化两个方面探讨积极力量的发展，再结合个人、家庭、社会方面提出整合失能老人个体和家庭积极力量的理论框架。

第一节　失能老人积极心理资本的增能赋权

促进老人内在能力与外在功能发挥是实现健康老龄化的关键。心理资本（Psychological Capital）理论证明积极心理状态有助于缓解个体压力、焦虑、抑郁、无助等负面情绪，促进人的身心健康与生活质量提升，为破解失能老人身心失衡问题提供了新的解决思路。

心理资本的概念源于经济学，研究发扬于积极心理学，理论成熟于组织行为学[1][2][3]。国外关于心理资本的研究起源于 20 世纪 90 年代，研究内容集中于心理资本的概念内涵、要素构成、测量评估、前因与结果等方面。

在心理资本的概念内涵与要素构成方面，国内外学者根据不同研究对象提

---

[1]　Goldsmith A H, Veum J R, Darity W J: The impact of psychological and human capital on wages, Economic inquiry, 1997 (4): 815—829.

[2]　Seligman M E, Csikszentmihalyi M: Positive psychology: an introduction, American psychology, 2000 (55): 5—14.

[3]　Luthans F, Luthans K, Luthans B: Positive psychological capital: beyond human and social capital, Business horizons bloomington, 2004 (47): 45—50.

出了不同的心理资本要素构成体系。Judge 等认为心理资本包含四个维度：自尊、自我效能、控制点、情绪稳定[①]。Letcher 等认为心理资本包括情绪稳定性、外向性、开放性、宜人性、责任感五个维度[②]。Luthans 等在 *Psychological Capital：Developing the Human Competitive Edge* 一书中将心理资本定义为"个体在成长和发展过程中表现出来的一种积极心理状态"，其构成要素包括希望（Hope）、乐观（Optimism）、韧性（Resilience）和自我效能（Self-efficacy）四个维度[③]。Roche 等则将心理资本的维度划分为：正念、希望、乐观、自我效能、韧性[④]。Bockorny 以创业者为研究对象，认为创业者的心理资本由勇气、希望、乐观、自我效能、韧性五个维度构成[⑤]。Ahrens 通过研究认为，教师从业者的心理资本包含感恩、希望、乐观、自我效能、韧性五个维度[⑥]。吴旻、谢世艳和郭斯萍以大学生为研究样本，认为心理资本主要由自我效能、乐观、希望、韧性、宽恕、亲社会六大要素构成[⑦]。范兴华、方晓义和陈锋菊等通过研究认为，留守儿童的心理资本由明理感恩、自立顽强、自信进取、宽容友善、乐观开朗五大要素构成[⑧]。熊猛、叶一舵认为，青少年的心理资本由个人力和人际力两大二阶构念组成；其中个人力包含自信、乐观和坚韧，人际力包含感恩和谦虚[⑨]。柯江林、孙健敏和李永瑞以职工为研究对象，构建了心理资本要素体系，由事务型心理资本和人际型心理资本两个二阶构念组成。其中事务型心理资本由自信勇敢、乐观希望、奋发进取、坚韧

① Judge T A, Bono J E：Relationship of core self-evaluations traits—self-esteem, generalized self-efficacy, locus of control, and emotional stability—with job satisfaction and job performance：a meta-analysis，Journal of applied psychology，2001（1）：80—92.

② Letcher L，Niehoff B：Psychological capital and wages：a behavioral economic approach，Midwest Academy of Management，Kansas State University，2003：48.

③ Luthans F，Youssef C M，Avolio B J：Psychological capital：developing the human competitive edge，Oxford University Press，2007.

④ Roche M，Haar J M，Luthans F：The role of mindfulness and psychological capital on the well-being of leaders，Journal of occupational health psychology，2014（4）：476—489.

⑤ Bockorny K：Psychological capital，courage，and entrepreneurial success，Bellevue University，2015：30—35.

⑥ Ahrens B：Gratitude，psychological capital，and work stress，Bellevue University，2016：23—28.

⑦ 吴旻、谢世艳、郭斯萍：《大学生积极心理资本问卷的编制及思考》，《江西师范大学学报（哲学社会科学版）》，2015 年第 6 期，第 127～132 页。

⑧ 范兴华、方晓义、陈锋菊等：《农村留守儿童心理资本问卷的编制》，《中国临床心理学杂志》，2015 年第 1 期，第 1～6 页。

⑨ 熊猛、叶一舵：《中国青少年心理资本量表的编制与效度验证》，《教育研究与实验》，2020 年第 5 期，第 91～96 页。

顽强组成，人际型心理资本由谦虚诚稳、包容宽恕、尊敬礼让、感恩奉献组成[①]。吴伟炯、刘毅和路红等以中小学教师为研究对象，也认为心理资本由事务型心理资本和人际型心理资本两个二阶构念组成，但提出了不同的一阶构念。其中事务型心理资本由希望、乐观、坚韧组成，人际型心理资本由自谦、感恩、利他、情商、自我效能组成[②]。李力、郑治国和廖晓明以高校教师为研究样本，认为心理资本包含认知资本、情感资本、意志资本和人际资本四个二阶构念。其中，认知资本由智慧和自我效能组成，情感资本由乐观和幸福感组成，意志资本由进取、韧性、自制组成，人际资本由感恩、合作、宽恕、爱与信任组成[③]。

大量国内外研究均发现心理资本的正向积极作用，但心理资本产生的影响程度易受人格特质、年龄、性别、社会经济地位等个体因素的影响，也会因氛围、文化、外部支持等环境因素而变化[④⑤⑥⑦⑧]。Jafari 和 Hesampour 指出自我效能、希望、韧性和对于自身关联的感知有利于提升老人的生活满意度[⑨]。Clark 等指出具有韧性的老人在面对身体功能限制时仍能坚持保持健康运动和

---

① 柯江林、孙健敏、李永瑞：《心理资本：本土量表的开发及中西比较》，《心理学报》，2009 年第 9 期，第 875～888 页。

② 吴伟炯、刘毅、路红等：《本土心理资本与职业幸福感的关系》，《心理学报》，2012 年第 10 期，第 1349～1370 页。

③ 李力、郑治国、廖晓明：《高校教师职业心理资本结构的实证研究》，《心理学探新》，2015 年第 6 期，第 534～540 页。

④ Sott M D，Radosevich D J，Clesca C F：The underpinnings of PsyCap variance：an examination of goal orientation and dark side versus bright side personality dimensions，International academy of business and economics，2008（6）：160-174.

⑤ Woolley L，Caza A，Levy L：Authentic leadership and follower development：psychological capital，positive work climate，and gender，Journal of leadership & organizational studies，2011（4）：438-448.

⑥ Cole K，Daly A，Mak A：Good for the soul：the relationship between work，wellbeing and psychological capital，The journal of socio-economics，2009（38）：464-474.

⑦ Luthans F，Norman S M，Avolio B J，et al：The mediating role of psychological capital in the supportive organizational climate—employee performance relationship，Journal of organizational behavior，2008（2）：219-238.

⑧ Kirrane M，Lennon M，O'Connor C，et al：Linking perceived management support with employees' readiness for change：the mediating role of psychological capital，Journal of change management，2017（1）：47-66.

⑨ Jafari A，Hesampour F：Predicting life satisfaction based on spiritual intelligence and psychological capital in older people，Salmand-Iranian journal of aging，2017（1）：90-103.

不断促进自身成长①。Liu 等指出再就业自我效能有助于提升老人的自就业意愿②。我国学者发现心理资本有利于改善老人的生活质量和帮助其实现成功老龄化③④。

由上可知，现有心理资本研究主要集中于工作场所领域，涵盖个体、团体和组织三个层面；而在健康领域，针对老人的研究甚少且比较分散，仅发现了心理资本对老人心理健康的促进作用。可见目前国内外对老人心理资本的作用认识不足，特别是针对失能老人心理资本的本土测量、影响因素及效用等问题的研究匮乏。我们需要厘清以下一些关键问题：老年心理资本的内涵是什么？有哪些维度？如何测量？失能老人与健康老人心理资本有何异同？心理资本对失能老人的身心健康有何影响？失能老人心理资本的主要影响因素是什么？如何开发与提升老年心理资本？通过整合健康老龄化理论、老年发展理论、积极心理学理论和心理资本等理论分析，我们提出了促进失能老人积极心理资本增能赋权的健康老龄化分析框架，如图 3-1 所示。

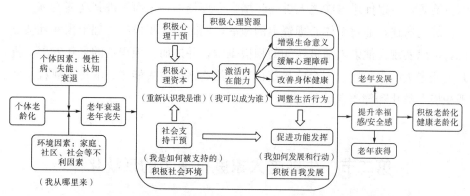

图 3-1　促进失能老人积极心理资本增能赋权的健康老龄化分析框架

首先，我们认为应当引入积极心理学视角和老年发展理论的理念，将个体老化和失能障碍视为一个不断平衡老年获得和老年丧失的过程。在这个过程

①　Clark P G, Greene G W, Blissmer B J, et al: Trajectories of maintenance and resilience in healthful eating and exercise behaviors in older adults, Journal of aging and health, 2019（5）：861－882.

②　Liu S, Hong Z, Zhou W, et al: Job－search self－efficacy and reemployment willingness among older adults: roles of achievement motivation and age, BMC geriatrics, 2021（12）：1－10.

③　向琦祺、李祚山、方力维等：《老年人心理资本与生活质量的关系》，《中国心理卫生杂志》，2017年第9期，第718～722页。

④　李梦迪、骆宏、钱玥等：《心理资本与OPS对老年人成功老龄化的影响》，《应用心理学》，2016年第2期，第153～161页。

中，诸如慢性病、失能、认知衰退等个体特征因素，以及家庭、社区、社会等环境因素会决定老人在失能期的初始状态，这个初始状态决定失能老人对于"我从哪里来"的基础认知。

其次，从健康老龄化理论和心理资本理论出发，个人内在的积极心理资源是激活个人内在能力，促进心理资本增值的主要途径之一。积极的心理资本会给予老人正视功能衰退和环境改变的内心力量，帮助老人重新认识自身，重塑生命意义，并改变对其所处社会环境的消极化认知，帮助失能老人优化生活的目标选择与日常行为方式，让失能老人积极认知"我如何发展和行动"，从而促进失能老人身心功能的发挥。

最后，积极的心理干预和社会支持是促进失能老人心理修复和积极发展的必要条件。积极的心理干预将促使失能老人重新认识"我是谁"，帮助失能老人增强积极心理资本，从而激活失能老人的内在积极能力，使失能老人积极化地想象"我可以成为谁"。积极的社会支持包括适老化改造、老年友好社会氛围营造等，可以促进失能老人进一步增强心理资本，进而促进其功能发挥。

综上所述，通过个体心理资本的激活，同时整合积极的心理干预和社会支持，可以实现失能老人消极认知的积极重塑，并进而实现积极的老年发展，提升失能老人的幸福感、安全感与获得感，最终达成对失能老人的增能赋权，实现积极老龄化和健康老龄化目标。

第二节　失能老人家庭抗逆力的系统化

由于家庭抗逆力所处系统的复杂性，目前对家庭抗逆力没有明确的定义，对家庭抗逆力的探讨主要可以分为适应路径、保护性因子及关系建构三种研究视角。如 Hawley 等把家庭抗逆力视为一种适应路径进行研究。他们认为家庭抗逆力指家庭面对压力时，家庭的适应及成功转变的路径。家庭成员在面临危机时，会采取不同的方法，将保护因素与风险因素对应，形成共同的愿景，一次走出一条发展的道路。他们认为，家庭适应力强的家庭可以用一种独特的方式来应对压力，家庭承受家庭压力的能力取决于家庭环境、发展水平、家庭沟通方式、家庭风险和家庭力量等因素①。McCubbin 夫妇把家庭抗逆力视作家庭的一种保护性因子。他们认为压力会对家庭造成损害，导致家庭无法继续维持其完整性，而家庭抗逆力就是为了应对这种不利情况而产生的一种具有修复功能的保护因子②。Anderson 等认为这种保护因子包含家庭成员在面对不利情景时做出的乐观回应的复原能力，包括帮助逆境家庭预防、避免瓦解和分裂家庭特征、家庭组织规模和家庭的性能，这些复原能力能够保护逆境中的家庭平衡，促进家庭和谐稳定③。Walsh 认为家庭抗逆力是建构在一种关系中的力量，它使一个家庭度过困境、获得成长。这种关系建构是以家庭为单位，在面临种种挑战和危机时，通过信念体系、组织模式及沟通过程等方面的灵活改变应对逆境，透过危机达成个人能力的提升和家庭关系的改善的自我修复能力④。Walsh 指出其既包括家庭应对压力、渡过危机的能力，也包含在逆境中个人潜能的提升与转变⑤。他认为家庭抗逆力主要包含三个关键因素：家庭信念系统、家庭组织模式、家庭沟通过程。家庭信念系统是家庭抗逆力的核心与灵魂，家庭组织模式是家庭冲击的缓冲器，家庭沟通过程能促进家庭成员相互支持及问题的解决。进一步划分，家庭信念系统包括为逆境创造意义、正面的展望、超然性与灵性，家庭组织模式包含家庭的弹性、连结感以及社会与经济资源，家庭沟通过程包括沟通的清晰性、坦诚的情感分享与合作解决问题。

在失能老人家庭抗逆力的研究方面，失能老人家庭抗逆力作为家庭在面对老人失能风险和承担照料需求时的积极力量，受到多种因素的影响。国外研究者 Deist 等对南非阿尔茨海默病患者家庭进行研究，根据患者主要照顾者是患者配偶还是患者成年子女将家庭分为两组，证实了 McCubbin 等提出的家庭抗逆力模型中家庭资源、支持系统等因素对家庭抗逆力的积极促进作用，同时还

① Hawley D R, Dehaan L：Toward a definition of family resilience：integrating life－span and family perspectives，Family process，1996（3）：293－298.

② McCubbin H I, McCubbin M A：Typologies of resilient families：emerging roles of social class and ethnicity，Family relations，1988（3）：247－254.

③ Anderson J R, Amanor B Y, Stith S M, et al：Resilience in military marriages experiencing deployment，Springer New York，2013：105－118.

④ Walsh F：A family resilience framework：innovative practice applications，Family relations，2002（2）：130－137.

⑤ Walsh F：Community－based practice applications of a family resilience framework，Springer New York，2013.

指出根据家庭主要照顾者群体不同，影响家庭抗逆力的因素也存在不同[1][2]。另外，Kim 等在 Walsh 家庭抗逆力模型的指导下构建了阿尔茨海默病患者家庭抗逆力模型并进行验证，结果显示，信念系统、社会支持和家庭资源等显著影响家庭抗逆力[3]。Bekhet 等从家庭抗逆力视角出发，立足失智症照顾者，发现失智症照顾者的抗逆力水平受到保护性因素、风险因素以及两者结合形式的影响。保护性因素指通过消除或减少产生的危险因素来改变一个人在不利情况下的风险因素，风险因素即容易使人产生压力的因素，包括压力和困难、要求、沮丧、缺乏社会支持、枯竭/疲惫和消极的感觉。如果保护性因素占主导，那么照顾者在照顾过程中的抗逆力会更强，会体验到积极的结果。而如果风险因素占主导，那么照顾者会面临更大的健康、心理问题等风险，保护性因素可以减少风险因素的影响，并有助于增强失智症家庭照顾者的身体或心理健康水平[4]。Smith 等发现生活经历是失智症家庭照顾者中唯一确定的保护因素，比如提高照顾者健康知识、接受照护者培训和指导照顾者正确使用辅助技术等[5]。Cherry 等则认为失智症照顾者的保护因素包括有效的家庭支持和与失智症病人的积极关系。总体来看，失能老人家庭抗逆力影响因素既包括家庭成员自身的技能、观念、经历等个体因素，又包括家庭功能、家庭资源、家庭关系等整体因素；既包括家庭成员内部支持因素，又包括社会支持等外部支持因素[6]。

周佳、王玉环和张梦梦等研究发现，失能老人失能程度与家庭抗逆力负相关，家庭功能及其五个维度（适应度、合作度、成长度、情感度及亲密度）与家庭抗逆力正相关，且家庭功能及其五维度在失能老人失能程度与家庭抗逆力之间起着部分中介作用和调节作用，即失能老人疾病家庭负担主要通过家庭功

---

① Deist M, Greeff A P. Living with a parent with dementia: a family resilience study, Dementia, 2017 (1): 126—141.

② Deist M, Greeff A P. Resilience in families caring for a family member diagnosed with dementia, Educational gerontology, 2015 (2): 93—105.

③ Kim G M, Lim J Y, Kim E J, et al. A model of adaptation for families of elderly patients with dementia: focusing on family resilience, Aging & mental health, 2018 (10): 1295—1303.

④ Bekhet A K, Johnson N L, Zauszniewski J A. Resilience in family members of persons with autism spectrum disorder: a review of the literature, Issues in mental health nursing, 2012 (10): 650—656.

⑤ Smith O A, Felderhoff B. Formal and family caregiver protective factors in systems of care: a systematic review with implications toward a resilience model for aging veterans, Traumatology, 2016 (1): 29.

⑥ Cherry M G, Salmon P, Dickson J M, et al. Factors influencing the resilience of carers of individuals with dementia, Reviews in clinical gerontology, 2013 (4): 251—266.

能，尤其通过"合作度"与"成长度"影响家庭抗逆力。家庭功能影响失能老人家庭负担与家庭抗逆力水平之间的关系，其中"亲密度"调节效应最大，这表明较好的家庭功能可以调节疾病家庭负担与家庭抗逆力关系，缓解较重的家庭负担对家庭抗逆力水平的消极影响[①]。褚晓妍等通过对北京市某三级医院中重度阿尔茨海默病症患者家庭的调查发现，阿尔茨海默病患者家庭抗逆力处于中等水平，略低于青年乳腺癌患者的家庭抗逆力，与炎症性肠病患者家庭抗逆力相似，仍存在进一步的提升空间，患者出现症状至确诊间隔时长、家庭世界观、家庭解决问题与应对方式、家庭资源都是影响中重度阿尔茨海默病患者家庭抗逆力的重要因素[②]。

失能老人家庭抗逆力需要以家庭为对象来实施激活策略，强调家庭能力、优势和资源的有效发挥。Bloom 和 Walsh 凭借丰富的实务经验，发展出两个以家庭抗逆力为中心的激活取向：家庭抗逆力的情景模式和家庭抗逆力的元框架。

（1）家庭抗逆力的情景模式。这一模式特别强调家庭优势，认为家庭抗逆力是家庭应对逆境时所表现出的适应性的、持续的、正向的特质，将家庭的灵活性、坚强和接受改变的能力等看作是家庭抗逆力的直接体现。在实务中，这一模式的激活干预手段有三个步骤：首先，干预者应该肯定被干预者心理家庭的存在，并熟悉案主既有的心理家庭的结构和互动。其次，干预者应该建立起包含创伤、压力和抗逆力等概念的理论分析框架。最后，干预者应在充分理解创伤、压力和抗逆力之间关系的基础上，制定一个为被干预者增能的干预策略，帮助案主能在持续的压力环境中提升自己的抗逆力，并提升整个家庭的凝聚感和抗逆力[③]。

（2）家庭抗逆力的元框架。Walsh 关注在面对不同逆境时表现非凡的家庭所共有的重要特征，阐明了家庭抗逆力的九个关键环节，并最终提出了家庭抗逆力的元框架[④]。Walsh 将九个关键环节归纳为三个：一是家庭信念系统，包括家庭成员赋予逆境的意义、积极的展望和灵性的超越。二是家庭组织模式，

---

①　周佳、王玉环、张梦梦等：《新疆少数民族地区居家失能老年人疾病家庭负担与家庭抗逆力关系》，《中国卫生统计》，2022 年第 1 期，第 80~83 页。

②　褚晓妍、刘彩燕、绳宇：《中重度老年痴呆症患者家庭抗逆力现况及影响因素分析》，《职业与健康》，2022 年第 11 期，第 1504~1509、1514 页。

③　Bloom S L：Loss，trauma，and resilience：therapeutic work with ambiguous loss，Psychiatric services，2007（3）：419−420.

④　Walsh F：A family resilience framework：innovative practice applications，2002（2）：130−137.

包括灵活性、凝聚感和社会及经济资源。三是家庭沟通过程，包括观点澄清、开放的情绪表达、合作性的问题解决。在这一模式下，当家庭成员遭遇一些困境时，应从四个关键要素入手进行激活干预，包括重视精神力量，重塑灵活的家庭结构，增强凝聚感，寻求社会支持，以此调整家庭组织模式促进家庭成员之间达成有效沟通，激活家庭内在动力和发展家庭抗逆力①。

除了以上模式之外，失能老人家庭抗逆力激活和干预的相关研究也关注了对家庭照顾者的干预。Suresky 等认为对于失能老人家庭照顾者来说，照顾老人需要付出大量时间、精力和金钱，照顾压力随照料时间和老人失能程度的加深逐渐增加，提高家庭抗逆力能够有效缓解家庭照顾者压力，减轻照顾压力对家庭照顾者的负面影响②，因此有必要采取有效措施来进行干预，建立家庭力量，从而减少风险和脆弱性。乔巨波、唐庆蓉认为干预措施应根据照顾者对其情况的感知、评估，为照顾者提供心理教育和社会支持，增加使用内部资源（积极思考）和外部资源（向专业人员寻求帮助），帮助照顾者发展积极的思考方式，以增强保护因子③。具体实践方面，加拿大学者 Tracy 等组建了以阿尔茨海默病患者及其家庭为中心的，包括家庭医生、社区护士、营养师等在内的综合团队，同时重视社区的关键作用，对患者及其家庭照顾者采取心理教育和技能培训、群体支持、环境干预等干预手段，从而提高其家庭抗逆力④。

尽管是从抗逆力视角研究失能老人家庭，但现有研究大多还是从个体角度尤其是照顾者角度提出干预措施，以失能老人家庭为整体的研究相对较少。不可否认，照顾者是失能老人家庭应对失能风险重要的主体之一，提高其个体抗逆力有助于提高家庭抗逆力水平，但从家庭抗逆力视角来看，我们需要结合失能老人家庭特殊优势和资源来制定干预策略，以期达到更好的干预效果。

根据 Walsh 提出的家庭抗逆力三要素模型，即家庭信念系统、家庭组织模式、家庭沟通过程，结合对失能老人家庭的调研，我们发现该模型中家庭信念系统与失能老人家庭抗逆力的家庭信念系统一致，但由于国内外文化的不

① 姚红、田国秀：《家庭抗逆力实务干预模式研究评述》，《首都师范大学学报（社会科学版）》，2015 年第 6 期，第 118~125 页。

② Suresky M J，Zauszniewski J A，Bekhet A K：Sense of coherence and quality of life in women family members of the seriously mentally ill，Issues in mental health nursing，2008（3）：265-278.

③ 乔巨波、唐庆蓉：《失智老年人家庭照顾者家庭弹性研究进展》，《护理研究》，2021 年第 15 期，第 2718~2723 页。

④ Tracy C S，Bell S H，Nickell L A，et al：The impact clinic：innovative model of interprofessional primary care for elderly patients with complex health care needs，Canadian family physician，2013（3）：148-155.

同，以及老年失能是一种有别于突发、短期性家庭危机事件的长期性家庭危机
事件，因此"家庭组织模式""家庭沟通过程"这两个内涵并不完全适用于中
国失能老人家庭抗逆力的内涵。调研中发现失能老人家庭对于老年失能这一长
期性危机应对事件，往往缺乏对"失能"的认知，骨子里都是"哪里不好治哪
里""先治了再说"等观念，普遍关注的是应对策略，尤其重视家庭成员采取
了什么样的失能应对行动，因此我们将"家庭组织模式"修订为"家庭行动"，
以适应中国失能老人家庭的实际情况。此外，中国社会是一个"关系型"社
会，失能老人家庭关系既包含家庭沟通的过程，也包含家庭成员之间固有的家
庭亲密程度，以及彼此之间的互动方式，由此我们将"家庭沟通过程"发展为
"家庭关系"，以更加真实地反映中国失能老人家庭成员之间的互动。

　　失能老人家庭抗逆力不是家庭中一种孤立的力量，而是家庭在应对老年失
能过程中呈现出的具有系统性、整体性的能力。因此，我们结合鲍恩的家庭系
统理论中对家庭进行整体性、系统性分析的研究视角，将失能老人家庭抗逆力
视为一个整体性系统，包含失能老人家庭抗逆力内部子系统和家庭抗逆力外部
系统。根据失能老人家庭对失能困境的应对过程，我们将上文中的家庭信念系
统、家庭行动、家庭关系视为家庭抗逆力中的子系统。

　　失能老人家庭原本便具有应对危机的资源，差异在于资源的数量以及资源
的利用程度，此处的资源既包括失能老人家庭内部危机应对资源，也包括其家
庭外部社会资源。家庭内部危机应对资源是失能老人家庭应对失能困境的基础
资源，同属于失能老人家庭抗逆力的内部子系统。家庭外部社会资源是失能老
人家庭应对失能困境的外部支持性资源，属于失能老人家庭抗逆力的外部支持
系统。

　　由此，我们结合 Walsh 家庭抗逆力三要素模型与鲍恩家庭系统理论，将
失能老人家庭抗逆力系统按要素进行划分，分为家庭信念系统、家庭关系系
统、家庭行动系统、家庭资源系统四个系统；按失能家庭抗逆力系统内外部划
分，分为家庭抗逆力内部子系统（包括失能老人家庭信念系统、失能老人家庭
关系系统、失能老人家庭行动系统、失能老人家庭内部资源系统）和家庭抗逆
力外部支持系统（即失能老人家庭外部资源系统）。

　　鲍恩的家庭系统理论还指出，家庭的各个系统之间相互依存，各要素系统
之间的变化会相互影响，而各子系统的变化亦会对家庭系统的稳定性产生影
响，在家庭外部系统和内部子系统的共同约束下，方能确保家庭系统的稳定和
平衡。由此，失能老人家庭抗逆力是一个整体性的系统，是解决失能老人照护
困境问题的重要途径，激活失能老人家庭抗逆力系统需要根据失能老人个体和

家庭的不同特点，激活其关键性要素系统，并协调家庭内部子系统的变化、家庭外部系统对家庭和个人的影响。据此，我们构建了激活失能老人家庭抗逆力的理论框架，如图3-2所示。

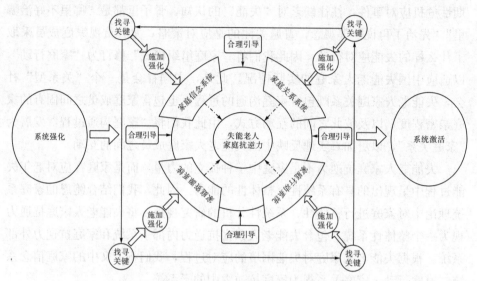

图3-2 激活失能老人家庭抗逆力的理论框架

我们认为，对于失能老人家庭抗逆力构成维度及其相互关系而言，失能老人家庭抗逆力系统包括家庭资源系统、家庭信念系统、家庭关系系统、家庭行动系统，四个要素系统之间相互联系，共同构成了家庭抗逆力这一整体。失能老人家庭抗逆力作为一个整体，体现了家庭整体的风险抵御能力。由于失能老人家庭抗逆力是一个整体的生态系统，其内部任一要素被强化，会引发生态系统的连锁反应，而不同失能老人家庭的特点不同，寻找关键的要素系统并予以强化，合理引导各要素系统之间相互作用，才能形成符合失能老人家庭特点的家庭抗逆力驱动模式（详见本书下篇），促使失能老人家庭抗逆力的有效发挥，达到激活失能老人家庭抗逆力的目的。

第三节　失能老人个体与家庭积极力量的整合

在老年失能带来的多重困境冲突中，促进失能老人心理资本的增能赋权，有助于失能老人个体对老年失能的认知重构，增进失能老人的个体积极老龄化。与此同时，激活失能老人家庭抗逆力，能够提升失能老人家庭积极应对失能困境的能力。然而来自个体与家庭的积极力量，如何联结才能形成合力呢？老年失能带来的多重困境具有长期性、复杂性，破解失能困境既不能仅仅依靠失能老人自身或是家庭的单方面行动，也绝非一朝一夕之举。由此，实现个体与家庭的整合与共赢才是从失能困境中突围的核心支撑。

从鲍恩的家庭系统理论视角来看，失能老人个体也是其家庭系统的组成部分，失能老人家庭功能的良好发挥离不开个体与家庭的协同。通过失能老人与家庭积极力量的系统化整合，形成积极化力量的合力，才能实现失能老人个体与家庭共赢。这既涉及激发失能老人个体的积极心理资本，同时也需要从家庭层面挖掘失能老人家庭抗逆力，将这两者有机结合到一起，实现失能个体与家庭的协同机制，辅以社会和文化环境的支持，以构建一个相互支持且和谐的失能老人积极化力量的良性运转系统，从而促使个体与家庭的联结中产生应对失能多重困境的涌现性力量，以实现失能老人个体与家庭的共赢。因此我们认为需要建立一个"困境冲突—个体认知重构—家庭有机协作—文化与社会支持—幸福再定义"的失能老人个体与家庭整合与共赢的路径，从系统性、整体性视角给出失能"突围"的"解密之钥"。由此我们构建了一个从失能到赋能的失能老人个体与家庭积极力量整合分析理论框架，如图3-3所示。

首先，破解失能老人多重困境的关键在于促进失能老人个体积极力量的增能赋权。本研究通过引入积极心理学视角和老年发展理论，将失能老人的个体老化和失能障碍视为一个不断平衡老年获得和老年丧失的过程。失能老人的老年衰退和老年丧失造成了老年失能，这个过程塑造了失能老人在失能初期的心理状态和失能认知，许多失能老人形成负面的失能认知大多产生于此阶段，而失能初期的状态如若不开始进行干预，将会使得失能老人负面心理状态郁积、失能认知失衡。此时若对失能老人个人内在的积极心理资源进行激活，将有助于提升失能老人内在能力。具体而言，开发失能老人的积极心理资本会给予失能老人正视功能衰退和环境改变的内心力量，促使失能老人在失能困境中的积极内在动力被激发，帮助失能老人重新认识自身、生命意义及所处的社会环境，并帮助其日常生活行为变得积极、健康，促进失能老人的老年积极化发展，最终重塑失能老人的失能认知，让失能老人切实感受到自己能够成为幸福的人。

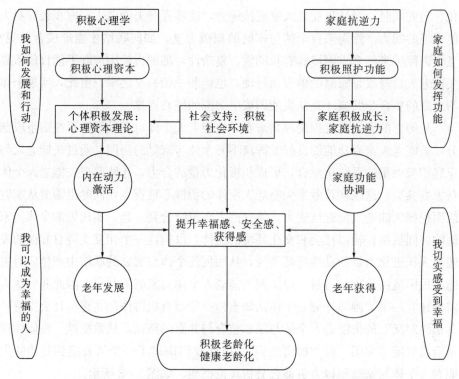

图3-3 失能老人个体与家庭积极力量整合分析理论框架

其次，家庭是失能老人多重困境发生的重要场域。从失能初期开始，家庭就在为应对老年失能的困境采取行动。然而应对失能是一项长期艰苦的战斗，在失能老人家庭应对能力有限的基础上，如若在对失能老人积极化心理资本进行开发时，不激活其家庭抗逆力，则容易使失能老人家庭在后续长期的失能应对过程中陷入劣势，引发家庭功能失衡、家庭成员倦怠等家庭负面发展的情况，导致失能老人多重困境的突围难以获得支撑。本研究在反思家庭抗逆力理论、家庭生态系统理论等理论的基础上，认为失能老人的家庭积极照护功能可以通过家庭抗逆力的激活来实现。我们综合家庭抗逆力理论视角及生态系统理论视角，根据我国失能老人家庭抗逆力生成的关键过程、特质和路径，提出包含了家庭信念系统、家庭行动系统、家庭关系系统、家庭资源系统四个系统的失能老人家庭抗逆力系统。由于不同特质的失能老人家庭抗逆力的驱动、动力、压力等机制有所差异，对失能老人家庭抗逆力的激活，需要根据失能老人家庭特点来决定，以适合的家庭抗逆力激活手段促使失能老人家庭的积极成长，促进失能老人家庭应对失能多重困境的家庭功能协调发挥，从而增进失能老人的获得感。

　　此外，积极良好的尊老、孝老社会环境和氛围能够为失能老人个体及家庭在整合积极应对力量时提供外部助力。本研究认为，失能老人个体与家庭同处于社会大系统之中，社会系统的支持将会影响失能老人个体及家庭在多重失能困境中的突围成效。通过构建多元化的失能照护社会支持系统，链接社区、社会组织、政府、企事业单位等社会化照护资源，营造全社会积极敬老、孝老、尊老的社会氛围，从而弥补当前失能老人困境的资源短板，是提高失能老人生活质量与生命质量的重要外部支持。

中篇 ○ ZHONG PIAN

失能老人个体困境突围

在我国深度老龄化背景下，老龄化似乎总被视为消极的，常与无用、疾病、失能甚至死亡勾连，呈现出一幅幅暮气沉沉、痛苦惨淡的老年残景。现有研究也对老年孤独、抑郁、焦虑、烦躁以及自杀等心理问题探讨不休。然而，那些功能衰退却坚持自力更生，身患重病仍面带微笑，孑然一人也活得精彩的老人不应该被忽视。是什么力量让他们摆脱"暮气"，从失能困境中突围？这力量从何而来，又如何激发与提升？这些现象和问题吸引着我们向积极老龄化的方向探索。

第四章　积极力量：失能老人心理资本的构建

　　心理资本理论是在人力资本理论、社会资本理论、积极心理学和组织行为学的基础上发展起来的。"资本"原是经济学中的一个基本概念，指在生产过程中能产生效益的资源要素。随着经济学、社会学、心理学的多元整合发展，这种资源要素的形态逐渐从物质层面转向非物质层面，涌现出了"人力资本""社会资本""心理资本"等概念①②。从积极心理学的角度来看，"心理资本"指的是个体在成长和发展过程中表现出来的一种积极心理状态。它超越了人力资本和社会资本，并能够通过有针对性的投资和开发而使个体获得竞争优势③。个体普遍的心理资本具体表现为自我效能、乐观、希望、韧性四个方面④⑤。

　　随着研究的进一步深入，不同群体心理资本的差异性逐渐显现出来。如Bockorny 认为创业者的心理资本是由勇气、希望、乐观、自我效能、韧性五个维度构成的⑥。熊猛和叶一舵认为青少年的心理资本由个人力和人际力两大构念组成，其中个人力包含自信、乐观和坚韧，人际力包含感恩和谦虚⑦。柯江林等认为职工的心理资本分为事务型心理资本和人际型心理资本，其中事务

<hr />

　　①　Bourdieu P：The Forms of Social Capital，Greenwood press，1986：132.

　　②　Goldsmith A H，Darity W，Veum J R：Cognitive skills，psychological capital and wages，Review of black political economy，1998（26）：16.

　　③　Seligman E P，Csikszentmihalyi M：Positive psychology：an introduction，American psychologist，2000（1）：7.

　　④　Luthans F，Youssef C M：Human，social，and now positive psychological capital management：investing in people for competitive advantage，Organ dyn，2004（33）：150.

　　⑤　Luthans F，Youssef C M，Avolio B J：Psychological capital and beyond，Oxford University Press，2015：15.

　　⑥　Bockorny Y K：Psychological capital，courage，and entrepreneurial success，Bellevue University，2015：32.

　　⑦　熊猛、叶一舵：《中国青少年心理资本量表的编制与效度验证》，《教育研究与实验》，2020 年第 5 期，第 94 页。

型心理资本由自信勇敢、乐观希望、奋发进取、坚韧顽强组成，人际型心理资本由谦虚诚恳、包容宽恕、尊敬礼让、感恩奉献组成[1]。李力等以高校教师为研究样本，认为心理资本包含认知资本、情感资本、意志资本和人际资本四个构念，其中，认知资本由智慧和自我效能组成，情感资本由乐观和幸福感组成，意志资本由进取、韧性、自制组成，人际资本由感恩、合作、宽恕、爱与信任组成[2]。发展心理学指出个体在儿童期、成年期、老年期的心理特征是存在显著差异的。

第一节　何为失能老人的心理资本？

失能老人属于老年群体的特殊部分。失能老人固然有其特殊的心理状态表征及心理能力水平，但失能老人首先具有一般老人共性的心理属性特征，因此要充分认识失能老人的心理资本，必须从理解老年心理资本开始。目前，老年心理资本研究成果鲜少，因此我们从实践现状出发，深入调查老年群体的积极心理状态与结构特征，通过科学严谨的扎根理论编码分析，完成老年心理资本的理论建构，从而深入阐释何为老年心理资本、如何认识老年心理资本、老年心理资本具有何种结构特征三个核心问题。

科学的认识始于扎实的实践分析。2019年10月—12月，研究团队在养老院、老年社区、老年大学等老年群体集中场域进行前期走访与摸排，筛选出在心态、行为与认知等各方面表现都比较积极的老人。在疫情结束后，于2020年8月—10月，我们再次对前期筛选的老人进行面对面深入访谈，累计访谈了17位老人，单人访谈时间在30~90分钟。访谈对象的基本信息如表4—1所示，访谈对象中男性7人，女性10人；年龄区间为72~96岁，平均年龄为80.5岁。高中学历以下有9人，高中及以上学历有8人。退休前的职业有教授、公务员、研究员、军人、工程师、中学教师、护士、工人以及农民。配偶健在的有5人，7人选择居家与子女同住。从健康状况来看，有5人无严重大病，5人半失能，8人身患多项老年慢性病。主要访谈内容包括：①老人的基

---

① 柯江林、孙健敏、李永瑞：《心理资本：本土量表的开发及中西比较》，《心理学报》，2009年第9期，第881页。
② 李力、郑治国、廖晓明：《高校教师职业心理资本结构的实证研究》，《心理学探新》，2015年第6期，第538页。

本信息；②老人的健康情况及其对"衰老、疾病、失能、死亡"等话题的看法
与态度；③从生活安排、兴趣爱好与休闲活动等方面了解老人的生活态度和生
活重心；④老人对当前生活的总体评价；⑤老人面对困难和挫折的心态与应对
方式；⑥老人身上的积极心态或品质。这些问题有利于揭示老年群体的心理状
况与生活情况，帮助我们挖掘他们身上的积极心理力量。

表 4-1　访谈对象基本信息

序号	年龄	性别	学历	职业	配偶	居住情况	健康状况
F1	76	女	本科	研究员	健在	居家	良好
F2	84	女	初中	公务员	逝世	养老机构	良好
M3	74	男	硕士研究生	教授	健在	居家	多病
M4	84	男	本科	高级工程师	逝世	居家	失能
M5	85	男	小学	工人	逝世	居家	良好
F6	96	女	本科	教授	健在	养老机构	良好
F7	82	女	初中	工人	逝世	养老机构	良好
M8	75	男	本科	教授	健在	居家	多病
M9	76	男	硕士研究生	教授	健在	居家	多病
M10	86	男	小学	军人	逝世	养老机构	失能
F11	72	女	小学	农民	逝世	养老机构	失能多病
F12	83	女	高中	小学老师	逝世	养老机构	多病
F13	72	女	初中	工人	逝世	养老机构	失能
F14	83	女	高中	护士	逝世	养老机构	失能失智
M15	77	男	小学	工人	逝世	养老机构	多病
F16	83	女	初中	公务员	逝世	养老机构	多病
F17	80	女	小学	农民	逝世	居家	多病

资料来源：由研究团队调研获得。

在访谈结束后，我们对访谈录音进行及时转录，形成文本记录，并结合现
场访谈笔记与访谈日志综合进行对比整理，形成约 10 万字的文本资料。随后，
应用 Nvivo11 对文本资料进行三级编码。在一级（开放式）编码时，研究者对
与老人心理资本相关的研究现象进行逐句编码，包括老人的心理状态、认知观
点、生活评价以及行为背后蕴含的心理资本要素、内涵、特点等内容，编码内
容尽量以原始材料中的关键词和语句为主，最大限度地保留原始材料的表述方

式，形成了 351 个自由节点和 27 个开放编码。在二级（关联式）编码时，研究者对 27 个开放编码进行反复比较分析，对各种概念之间的关系进行梳理和分类，归纳出 9 个重要的关联编码。在三级（核心式）编码时，研究者在系统分析的基础上尝试进行理论的构建，不断对原始材料和已有编码进行比较分析，挖掘两者之间的内在联系，最终形成 4 个核心编码。编码的核心结果如表 4-2 所示。

表 4-2　老年心理资本编码

核心编码	关联编码	开放编码与频次	典型例子
意志心理资本	韧性	适应（21）	刚开始不习惯嘛，后来慢慢人多了，家属多了，就东摆西摆（聊天）。就习惯了……我现在都不想走了。
		坚韧（17）	因为我在家里受了 9 年苦，饱尝味道，啥子（什么时候）都不至于那么艰苦，所以我就坚持下来了……
	自我效能	独立（12）	在我有生之年凡是自己能够做的事情我一定要自己做……我现在生活能够自理，我自己能行。
		自我控制（19）	从小我就要喝酒，从来没有醉过酒，我把握得很好，我喝到位了，任何人劝我，不管再怎么劝，我都不喝。
		自我超越（13）	在我脑子里头装的是"为祖国工作 50 年这个目标"，所以我要为祖国工作到 71 岁，而对正常人来说，只需要到 60 岁。
	乐观	豁达幽默（16）	这个事（去世）如果来到了，也是自然规律，这是必然的，就我来说现在已经够本了，多活就是幸运。
		活在当下（24）	不要想得过多，过好每一天是很重要的……不管你是哪种情况，也能够活一天就活一天。
认知心理资本	智慧	勘破天命（16）	到了一定年龄，多少都要生点病，不生病的人没有……那个（生病）不以你的意志为转移，你老了，矛盾就要钻出来……
		处世通透（23）	我想开了，吵也是两口子，不吵也是两口子，后头我就改变策略，我就不吵。
	乐天知命	知足常乐（36）	我觉得很满足，天上飞的、地上跑的、水中游的都玩遍了，吃也吃了，穿也穿了，玩也玩了，就这样很满足了。
		虚极静笃（12）	中国的太极拳、和尚的禅意，以及印度的瑜伽，要求一个"静"字，静得不思念另外的东西，一心一意地把自己控制住……

续表

核心编码	关联编码	开放编码 与频次	典型例子
认知 心理 资本	乐天知命	顺其自然 (8)	我就是啥子（什么）事情顺其自然，不管是大毛病，还是小毛病……你如果是被吓到了也没作用，反正有一点点问题，就正确对待。
情感 心理 资本	感恩	感恩家庭 (10)	我能够活到今天，要感谢我小孩对我的悉心照料，以及我爱人做出的牺牲。
		感恩社会 (9)	我能够到现在这个程度，也因为党的培养，旧社会不可能读书，正是新中国成立了，我们才能够上学读书。
	奉献	家庭奉献 (23)	我 2000 年退休，就每天做鞋垫，整整做了十年。到了 70 岁的时候，他（儿子）才生了一个娃娃，我就从那时候开始带娃娃……
		社会奉献 (15)	我能够帮助别人能做多少就做多少，帮别人做得多了，心里也很愉快……
	宽容	体谅家人 (17)	你说娃娃要是不管我们，又说没得孝道。但是管我们，他又没有那个钱，年轻人没有那个经济实力，他还要忙自己的事情。
		体谅他人 (10)	她（护工）一天那么忙……大家都要互相体谅……对别人不能太苛刻。
核心 心理 资本	生命意义	真实性 (36)	这个幸福不幸福是自己心里的一个感觉，而不是别人怎么说……我不太在意别人怎么说我。
		精神性 (20)	我觉得人要有社会性，人到世上来，应该不仅是追求自己生存，还应该努力对社会做点什么。

注：由笔者根据编码结果统计形成。

一、失能老人心理资本的内涵阐释

在我国快速老龄化和老人整体健康状况不容乐观的社会背景之下，心理资本是激活与开发老人生命潜力的核心，能充分调动其生活积极性，促进其身心健康与社会参与，从而实现老年获得与老年发展。我们通过理论推演与访谈调查分析，发现老年心理资本是"能够促进老人身心健康和社会功能发挥、可测量与开发的，同时具有相对稳定性的积极心理力量"。可以从下面几个方面进行理解：

首先，能被纳入老年心理资本的积极心理力量必须与老人生活状态密切相关，其积极性体现为能够调节老人的情感、认知、心态与行为等方面，促进老人的身心健康与生活质量。换言之，有些心理力量虽然是正面的、积极的，如诚信、谦虚等，但是它与老人的日常生活贴合度不高，很难对老人的身心健康和生活状态产生积极的促进作用。

其次，这些积极心理力量本质上是先天禀赋与后天环境持续互动的产物，是每个人生来都具有的积极品质，具有相对的稳定性，但也会受后天社会环境的影响而发生改变。也就是说，这些心理资本是每个人天生具有的，只是在个体层面显现出的水平存在差异，比如有些老人更懂得感恩和知足。同时，随着个体的成长和发展，这些心理力量也会随社会环境改变而变化，如经历过困难的个体心理韧性会更强劲。

最后，这些积极心理力量需具有"资本"的重要特性，既要能用某种工具来进行衡量和比较，识别出不同水平的差异性，又要能够用某些手段来进行"资本"的开发增值。比如我们能通过量表来对老人的心理资本水平进行测量，同时也能用激励的方式提高老人的自信心。

二、失能老人心理资本的构成要素

我们通过详细的资料分析编码，挖掘出了九个失能老人心理资本的核心构成要素，包括韧性、自我效能、乐观、智慧、乐天知命、感恩、奉献、宽容与生命意义。换言之，我们可以通过这九个方面去认识老年心理资本的具体构成，深入把握老年群体的内在心理特征。

（一）韧性

韧性被其他学者定义为，能使人从逆境、冲突和失败中，甚至是从积极事件、进步以及与日俱增的责任中快速回弹或恢复过来的能力[1]。这与我们平常所说的"坚强""顽强""坚韧"等品质意义内涵相似。我们的调研发现老人的心理韧性具体表现为适应与坚韧两个方面。

适应是老人能在新环境、新身份、新的生活状态的情况下，调适自身以使得自己在心理和生理上逐渐习惯新处境的一种能力。比如一位 76 岁的老人

---

[1] Luthans F: The need for and meaning of positive organizational behavior, Journal of organizational behavior, 2002 (23): 702.

（M9）在因肠梗阻住院康复回家后，谈到生病前后的生活变化时，说道："我住院之前生活很有规律，经常看书，看够了就下楼打太极，或者去找老朋友聊天。但是最近身体状况不允许我一直看书，要听医生的话，先不锻炼，要慢慢适应身体的变化。"无论是独自居住在养老院，抑或是处于衰弱、失能等状态下，适应都能够让老人在新环境下及时调整自己的心态、行为和生活方式等，逐渐接受与习惯新的处境和新的状态，从而减少新旧状态产生的矛盾及矛盾引发的心理困苦。

坚韧是指老人能够承受逆境、挫折、失败等打击，并让人从中恢复的能力。比如一位 74 岁的老人（M3）在谈到老人的顽强精神时，举了一个同学的例子，说道："我有一个老同学，他身体状况很差，但是他写作还是很厉害，他的精神力量很强大，还能写出真知灼见。"毫无疑问，坚韧是一种强大的心理力量，能让老人忍受住生命的孤独与世事的无常，坚持与艰难的环境与困苦作斗争，甚至突破身体上的限制，展现出更强大的精神面貌。

（二）自我效能

自我效能是指个体对自己在特定环境下激发动机、调动认知资源和采取必要行动来成功完成某项特定工作的信念[①]。用通俗的语言来说，自我效能就是一种由内而外的自信和自我肯定，与我们通常所说的"自信""独立""要强"等品质具有一定相似性。调查研究发现，老人的自我效能具体包括独立、自我控制、自我超越三个方面。

独立是指老人依靠自身力量去做事，不依赖他人而生活的一种能力。这种心理能力不仅能让老人不依赖于子女，实现生活独立，还能激发老人的自身潜力，实现思想的独立，甚至是保持人格的独立与生存的尊严。比如我们访谈了一位 84 岁的老者（M4），他在谈到妻子生前与病痛斗争的经历时，说道："她（妻子）要强得很，而且非常注重卫生问题，就算是重病在床，她也要保证自己干干净净的。而且她自己能料理的动作，一直到死以前都自己做。"即使是面对病痛与死亡的威胁与折磨，独立也能为老人提供强大的心理支撑，让其能够激发和调动自身的所有力量去按照自己的意愿生存下去。

自我控制体现为一种能让老人对自身行为的控制、管理与调节的心理力量，表现为一种对有害行为和不良习惯（如抽烟、喝酒等）进行控制与调整的

---

① Stajkovic A D, Luthans F: Social cognitive theory and self-efficacy: going beyond traditional motivational and behavioral approaches, Organizational dynamics, 1998（26）: 65.

自律，还体现为一种对未知危险的预见与预防。如一位 74 岁的失能老人（M3）在描述他如何应对衰老和健康问题时，说道："我自己有一个'君子不立于危墙之下'的告诫，我身边出意外的事情还是比较多，人有旦夕祸福，所以要避免危险。"可见，自我控制能为老人提供一种心理约束，让其能够有节制而稳妥地生活下去，避免身体状况的恶化，减少遭遇意外危险的可能。

自我超越则是指老人能够对自身现状向有利方向进行突破和超越的能力，不仅能让老人发挥自身潜力，创造社会价值，甚至能够让老人超越生理局限。比如一位入住养老院的 72 岁失能老人（F11）在接受访谈时，表现出来明显的自我效能。她非常骄傲地向我们介绍了个人的锻炼康复成果："我的二孙女说'家婆，你那脚每天要蹬二十个'。我就每天蹬个三十个、四十个……医生都断定我这只脚废了，但我一直慢慢锻炼，就逐渐晓得（感知到）痛了，我也慢慢从半瘫慢慢恢复到能够拄着拐杖走路。"即使老人处于半瘫状态，自我超越仍能给予其强大的信念支持和勇气，让其突破身体局限，挑战更高的生活目标，创造更多生活的可能。

（三）乐观

乐观不仅是预期好事会发生的一种性格倾向，还包括整体的积极预期①。通俗来说，乐观的人往往会以积极的视角来看待生活中的事情，一直抱着美好的期望，不会杞人忧天和患得患失。同时，对于不好的事情或坏的结果，乐观的人总是能够看得开、想得通透，不会一直抱怨或者责怪他人。通过访谈调查，我们发现老人的乐观具体包括豁达幽默与活在当下两个层面。

豁达幽默是指老人以一种洒脱而积极的态度去接纳生活的心理能力，能让人拥有广阔的视野和博大的胸怀，去接纳生活中的酸甜苦辣与生老病死，并坦然处之。如一位 85 岁失能老人（M5）的女儿跟我们分享了她母亲临终前的超然表现："她（母亲）那个时候意识相当清楚，跟着护工开玩笑说，'你们不要笑了，不要笑了，笑得我遭不住了'。"可见，豁达幽默能给予老人强大的勇气和超然的胸襟，让人哪怕面对死亡的威胁，都能坦然处之，并以积极而愉悦的方式回报世界以最后的善意。

活在当下是指老人能够抛掉过去的一切，专注于当下生活的一种心理能力。比如有一位 76 岁的重度失能老人（F1）在经历了人生的大风大浪以后，

---

① ［美］路桑斯、约瑟夫、阿沃利奥：《心理资本：打造人的竞争优势（第一版）》，李超平译，中国轻工业出版社，2008 年，第 137 页。

发自肺腑地跟我们分享她的人生经验和幸福秘诀："不要想得过多，过好每一天是很重要的……不管你是哪种情况，也能够活好每一天……我现在要注重锻炼，让身体变得更好。"放下过去的烦恼与不幸，怀着对未来的憧憬，珍惜与把握现在的生活，这是老人活在当下最直接的体现。

（四）智慧

智慧被定义为，关于生活的基本实用哲学的专家知识体系，包括对生活中的行为及其意义的知识与判断[①]。换言之，智慧就是一种基于人生阅历产生的理性认知，超越了情绪和感情等主观因素的局限性，能够看破事物发展的内在本质，从而做出当前最符合客观规律的行为。通过访谈调查，我们发现老人的智慧具体表现为勘破天命、处世通透。

在中国古代哲学中，上天决定人的命运，包括生老病死、吉凶祸福与富贵贫贱。而勘破天命即是指老人客观认识到了自己的命运走向，并坦然接受的心理能力。比如一位 85 岁高龄老人（M5）在谈到自己的晚年生活时，分享了自己对于生老病死的看法："身体退化、器官功能退化是很正常的，这就是人的衰老过程，我从来不会担心这些事情。"毫无疑问，客观认识到人的生理发展规律与局限性，不仅有利于老人减少无谓的烦恼与痛苦，使其获得心理宽慰；而且有利于老人妥善调整自身的行为和生活方式，避免因忽视身体局限性而带来的意外伤害。

处世通透表现为老人经历人世沧桑后，对做人做事之道的洞悉与运用能力。它不仅能让人思想开通，与时俱进，还能启迪人舒展心智，使其选择更加智慧的生活方式。比如一位 76 岁的老婆婆（F1）在谈到自己近几年的心态变化时，认为自己能够逐渐接受很多年轻时无法释怀的事情，逐渐变得平和，举了一个夫妻相处之道的例子："我想开了，吵也是两口子，不吵也是两口子，后头我就改变策略，我就不吵，看他说啥子。我觉得有意义的，就把它记在心上；我觉得没意义的，就装作没听到。"此外，这种认知能力还能帮助老人破除无用信息或事物的干扰，减少一些不必要的矛盾与烦恼，让人活得更加轻松和愉悦。

（五）乐天知命

乐天知命是纯粹的本土化概念，出自《周易·系辞上》中"乐天知命，故

---

① ［美］路桑斯、约瑟夫、阿沃利奥：《心理资本：打造人的竞争优势（第一版）》，李超平译，中国轻工业出版社，2008 年，第 137 页。

不忧"，其内涵是指人感知觉悟生命的真谛后，内心得以满足，一直处于无忧无虑的状态；它是中国传统文化追求的人生最高境界①。用通俗的话来讲，乐天知命就是一种看破生死和人生真谛后的一种洒脱自在，无论人生的最终结局如何，都能坦然接受的状态。我们发现老人的乐天知命具体表现为知足常乐、虚极静笃、顺其自然三个方面。

知足常乐出自先秦·李耳《老子》的"罪莫大于可欲，祸莫大于不知足，咎莫大于欲得；故知足之足，恒足矣"，意指懂得满足，才能获得时常感觉到快乐②。这是一种基于老人个体认知上的满足而获得内心快乐的心理力量。比如一位 75 岁的老人（M8）在回忆几十年的沉沉浮浮后，感慨道："现在就是比过去好，不仅是物质生活，心理也比以前好……像我们能活到现在，也不错了。"可见，知足常乐是建立在客观的社会比较结果之上而产生的由内而外的满足感，能带给人一种愉悦的身心体验。

而虚极静笃出自《道德经》中的"致虚极，守静笃"，意指心无一物，内心平静的笃定状态，不受外物的影响③。简单来说，它是指一种让老人抛却外物干扰，保持心境平和的心理能力。比如一位丧偶的 84 岁老人（M4）在谈到如何缓解一个人的内在孤独时，提到了"静"这种心理力量："中国的太极拳、和尚的禅意，以及印度的瑜伽，要求一个'静'字，静得不思念另外的东西，一心一意地把自己控制住，那么这样他们就长寿了。"这种心理能力能让老人不思念其他无用的东西，避免受到外物、不利情绪和状态的侵扰，始终保持淡然、平和的心境，从而保持身心健康和长寿。

顺其自然乃道家哲学核心思想，源自《道德经》中的"人法地，地法天，天法道，道法自然"，其意在强调万物应按照其自然规律发展下去④。我们认为人的成长亦是如此，只有顺应人和自然的发展规律，才能选择最合适自己的生活方式。比如一位 74 岁的多病老人（M3）在谈到自己的健康认识时，分享了个人的经验之谈："我知道我有基础病，但是我并不担心这个，我并不想把它治愈，只要现在保持这个状态不恶化，我感觉就行了。"毫无疑问，顺其自然能让老人适度降低自我要求，选择一种适合当下的生活标准，不再追求过高

---

① 余开亮：《先秦儒家人生哲学四题》，《徐州工程学院学报（社会科学版）》，2018 年第 5 期，第 37 页。

② 吴庆松、陈娉美：《老子道家哲学中的人性论思想》，《湖南第一师范学报》，2003 年第 1 期，第 90 页。

③ 陈青山、胡来东：《道家哲学思想对太极拳理论的影响》，《体育成人教育学刊》，2004 年第 2 期，第 32 页。

④ 张之乐：《浅论道家生命哲学》，《自然辩证法研究》，2015 年第 3 期，第 73 页。

的目标，从而维持身心的内外平衡。

（六）感恩

感恩是接受馈赠（帮助）时的一种愉悦情感反应，与满足、幸福与骄傲等积极情感密切相关[1]。我们通过访谈调查发现，老人的感恩主要体现在两个方面：一是对他人的感谢，二是对国家和社会的感谢。

比如一位 75 岁老人（M8）与我们分享了他的童年经历，萍水相逢的救助让他铭记一生，也感恩一生："这个老师什么话都没说，把学费就给我交了。我现在也不认识这个老师，但是她就改变了我的一生。受人恩惠，所以我能够帮助别人做多少就做多少。"可见，感恩除了能让人产生愉悦感与幸福感之外，还能激发老人的利他行为，产生积极的行为反馈，创造更多社会价值。

也有不少老人，尤其是享受了政策帮扶的老人，内心非常感谢国家的政策和福利，如一位 83 岁入住福利院的鳏寡老人（F16）在接受访谈时，就表现出较高的国家自豪感和感激之情，多次感叹道："社会主义的优越性就是老有所养，老有所依。"这一例子揭示出感恩能给老人带来一种由衷的自豪感与满足感，帮助老人生活得更加积极乐观。

（七）奉献

奉献则是利他主义的中国化表述，它出于一种无私的爱，基于这种善意的情感，不求回报地为他人付出[2]。这种善意的心理力量能给人带来愉悦的心理感受与成就感。在中国传统文化的影响下，老人虽然退出劳动力市场，仍会竭尽全力帮助子女，不断为家庭奉献自己的力量，这在很大程度上能提升老人的主观幸福感和自我价值感。

比如一位 74 岁身患多种疾病的老教授（M3）谈到衰老带来的生活变化时，就表示自己的生活重心发生了显著变化，但是自己内心的价值追求仍然会继续保持："我就会转变成支持他们（家人），我会学习更多更好的烹调技术，给儿子做出更好吃的饭，这个目标实现后，我就会认为我很幸福。"另一位 75 岁身患重病的老人（M8）也表示自己退休以后，经常给农民工的小孩上英语课，为学业不佳的学生做思想工作和补习课程，他由衷地表示："我能够帮助

---

[1]　Peterson C，Seligman M E P：Character strengths and virtues：a handbook and classification，Oxford University Press，2004：555.

[2]　Peterson C，Seligman M E P：Character strengths and virtues：a handbook and classification，Oxford University Press，2004：327.

别人做多少就做多少，帮别人做得多了，我心里也很愉快。"毫无疑问，这也揭示了奉献的积极作用，所谓"赠人玫瑰，手有余香"，奉献可以为老人带来内心的愉悦与满足感，尤其是弥补（因衰老和疾病造成的）社会退出所带来的丧失感，从而维持他们内心的价值感。

（八）宽容

宽容表现为一种能够让人以积极的态度（同情与仁慈）来对待生活中消极的人和事的心理力量，其作用是能让人减少消极的心理动机（埋怨、怨恨）与行为倾向（逃避、报复）[①]。通俗来讲，宽容看似是对他人的一种原谅和饶恕，但本质上是在化解自己内心的消极情绪和心理，在宽恕他人的同时，我们内心的埋怨、怨恨、愤怒、悔恨等负面情绪也会随之消失，逐渐趋于平和安宁。但需要指出的是，这种宽容是个体由内而外萌发的一种通透与释然，而非外界要求下才做出的无奈之举。

在调查过程中，我们发现老人的宽容表现在两个方面：一是对家人的理解体谅，二是对旁人的宽容体谅。比如一位 82 岁入住养老院的失能老人（F7）在谈到子女孝顺问题时，就表示："你说娃娃要是不管我们，又说没得孝道。但是管我们老人，他又没得那个钱，年轻人没得那个经济实力，他有他自己的事情要忙，你不能规定每个礼拜天让他都来看你。"可见，宽容能够让老人用客观的态度去评价子女的赡养行为，减少内心的不满与埋怨，从而减少亲子的隔阂和怨怼。

宽容也能让老人更加体谅外人。如一位 84 岁入住养老院的失能老人（F2）在谈论护工护理问题时，就明确表示她能够理解护工的辛苦："她（护工）一天那么忙，如果你把她留在这里服务你，另一边就出问题了。只是说大家都要互相体谅……我们都是在体制内工作过的人，对别人不能太苛刻。"这一例子则揭示出宽容的社会效应，即能让老人设身处地为他人（陌生人）着想，体谅他人的难处，而这种宽容也能让老人内心减少埋怨等消极情绪，有利于保持内心的平静祥和。

---

① Enright R D，Gassin L A，Wu C：Forgiveness：a developmental view，Journal of moral education，1992（2）：102.

（九）生命意义

生命意义在积极心理学中被定义为个体存在意义感和自我重要性的感知[①]，能够给予人明确的生活目标、价值观念、自我价值感以及生活控制感。通俗来讲，生命意义感就是一种精神寄托和自我价值认可，丧失生命意义的人无法感受到生存的意义和生活的目标，难以保持积极的生活态度和生活方式。在访谈调查过程中，我们发现老人的生命意义体现为对真实性与精神性的追寻。

真实性指"拥有自己的个人体验，根据真实自我来采取行动，用与内在想法和感受一致的方法来表达自己"[②]，是对自我重要性的追寻与遵从，能使个体保持内在本性，活出真实的自我。比如一位 76 岁的老奶奶（F1）回忆她与丈夫的相处之道时，谈到曾经经常因为丈夫管得太多吵架，但现在逐渐明白，自我价值和是非对错并不会因他人的看法而改变，坦言道："他说我不对，我就不跟他开腔（说话），我不得回应他，但是我心里晓得自己对不对，不是你说我不对就不对。"可见，真实性这种心理力量给予人明确的行为评价标准与价值，能够让老人从内心认可自身价值和自我观念，不受他人的意见影响而质疑自己，表现为一种自我肯定。正如一位 74 岁的老教授（M3）所言："这个幸福不幸福是自己心里的一个感觉，而不是别人怎么说……我不太在意别人怎么说我。"这句非常朴素的话揭示出真实性的另一种积极作用，即激活人遵循内心意愿的勇气与能动性，能让老人无惧他人的意见或阻拦，勇敢坚持选择自己想要的生活。

精神性的定义为"在追求个人感到的神圣禀性、神圣目标、终极真实或者神圣真理的过程中，产生的感觉、想法、体验和行为"[③]。其代表个体的存在价值，也体现出个体的内在与外在动机。这种精神性追求不存在高低贵贱，既可以是非常朴素的生活目标（如带孙子），也能是宏大的社会追求（如追求科研创新），最终的指向都是促进老人积极乐观生活。如一位 72 岁的半失能老人（F11）迫切地期望着"我也不是想做啥子，我就想锻炼自己的手和脚。不追求到处去旅行，就只想能够走路"；一位 84 岁的多病老人（M4）坚定地表

---

① Stege M F，Frazier P，Kaler M，et al：The meaning in life questionnaire：assessing the presence of and search for meaning in life，Journal of counseling psychology，2006（1）：85.

② Snyder，Charles R，Shane J：Handbook of positive psychology，Oxford University Press，2001：388.

③ Hill P C，Pargament K I，Hood R W，et al：Conceptualizing religion and spirituality：points of commonality，points of departure，Journal for the theory of social behavior，2000（1）：62.

示"突然有一种怕连累了小孩的恐惧感，我现在的目标就是把这种困难时期缩短"。这些例子都表明精神性是一种对特定生活目标的追求，能够给予老人生活的方向与牵引力，使其向着更积极的方向努力生活下去。

此外，也有一些老人所表现出来的精神性是面向社会的，是比较宏大的信念和目标追求。比如一位 74 岁的老教师（M3）谈到自己的精神支撑时，说道："'一个人只要能活着就应该努力顽强地活着，不是为了你自己，而是为了爱你的人。'这句话给我的震撼就很大，什么时候会绝望？那就是世上没人爱你的时候。"另外一位 75 岁乐于助人的老教授（M8）更是将雷锋精神视为终身信仰，他无比坚定地说道："我不信宗教，我就信良心，雷锋有一句话：'自己活着，就是为了使别人过得更美好。'我觉得人要有社会性，人到世上来，应该不仅是追求自己生存，还应该努力对社会做点什么。"这些例子都揭示出精神性亦是一种对崇高的精神信仰和人生使命的追寻。无论是为爱而活，还是为社会奉献，都能给予老人更强大的精神动力和更广阔的精神世界，让其不再局限于自身，转而关怀他人，从而获得更强烈的自我价值感和生活的内在动力。

三、失能老人心理资本的内在结构

通过对这九种积极力量进行分类比较，我们发现老年心理资本具有由内而外的"1+3"双层结构。"1"是指核心资本，位于个体积极心理结构的中心部分；"3"是指意志资本、认知资本和情感资本，处于核心资本的外围，受到核心资本的驱动与引导。具体来看，核心资本具有超越心理层面的精神属性，是一种牵引与激活其他具体心理资本的强大精神力量。意志资本则通过内在的意志力与承受力不断激活老人的生命潜能，使其能坦然接受并正向应对老年期的各种困难与挑战。认知资本主要通过调整老人的主体认知与理性决策，使其适时调整自身行为与生活方式，从而顺利地应对衰老、病变、失能、丧偶等人生变数。而情感资本则是通过激活老人内心善意的情感力量，使老人以积极的态度应对正向或负向的外部刺激，不断提升老人的主观幸福感。

（一）核心资本

马斯洛在《动机与人格》中指出人的生存与生活都需要构建意义，这种意义即为生命意义，被视为是人的本性与存在价值的体现[①]。它在积极心理学中

---

① ［美］马斯洛：《动机与人格（第三版）》，许金生、程韩翔译，中国人民大学出版社，2007 年，第 158 页。

被定义为个体存在意义感和自我重要性的感知，能够提升个体的积极情感，激活人的积极心理功能，甚至对受到生命挫折或严重创伤的个体具有积极的治疗作用①。而生命意义的缺失则会导致个体的自我认同危机、焦虑、无助、抑郁，甚至导致个体自杀②。对于退居二线、时至暮年，甚至疾病缠身、功能退化的老人来说，生命意义显得格外重要，它不仅能促进老人的自我和谐③，而且能减少老人的死亡焦虑④。

因此，生命意义是老人最核心、最高层次的心理资本，是激活其他心理资本的内在动力源，涵盖了对自我真实性与社会精神性的追寻，以此实现生命的圆满。为了方便理解，我们可以用一辆汽车的系统来做类比。核心资本就是这辆车的动力源（电池或燃油），少了动力就无法启动这辆车，只能靠着外力推动。与之对应的，如果一个人的核心资本薄弱，那么他的生活动力就远远不足，只能被社会裹挟着向前走。

（二）意志资本

意志资本表现为一种内化的自主性与合乎目的的积极性，涵盖一切事物发展的起源、过程、实践和结果整个体系⑤，这种积极性的最终指向是所有一切事物都追求的最高理念（至善）⑥。意志资本以主体的欲望、需求、目的与生命意义为原点，向外延展出乐观、韧性与自我效能等具体心理能力倾向，让人保持对生活的积极预期和态度，以坚定的意志与强烈的信心，努力向目标奋进，即使面对困难，亦能坚持不懈地追寻美好生活。

随着年龄的增长，退休、疾病、失能、丧偶、亲朋离世等诸多重大的生活危机频频发生，会对老年个体的心理状态造成巨大的冲击。在丧失感、无用感、空虚感，以及痛苦与悲伤多重交织下，老年群体极易出现焦虑、暴躁、抑

① 程明明、樊富珉：《生命意义心理学理论取向与测量》，《心理发展与教育》，2010 年第 4 期，第 431 页。

② 张姝玥、许燕、杨浩铿：《生命意义的内涵、测量及功能》，《心理科学进展》，2010 年第 11 期，第 1759 页。

③ 张如敏、陈文霞、黄小芬等：《老年人生命意义、心理弹性和自我和谐的关系》，《中国老年学杂志》，2017 年第 10 期，第 2541 页。

④ 郭玮、张兵华、付友兰等：《老年人生命意义、自尊对死亡焦虑的影响》，《护理研究》，2020 年第 5 期，第 923 页。

⑤ Luthans F：The need for and meaning of positive organizational behavior，Journal of organizational behavior，2002（23）：701.

⑥ 刘志山、余其铨：《哲学与真善美的互动与交融——解读西方哲人的真善美理念》，《现代哲学》，2001 年第 4 期，第 112 页。

郁等消极心理状态，严重影响老人及其家庭的正常生活。对于老人而言，意志资本尤为重要，它能重新激活老年个体对生活的美好期望，使其以顽强的意志与积极的行动应对生活的挑战，重新获得生活的掌控感，提升心理获得感，从而对冲老龄危机带来的丧失感，保持生活的平衡。如果用一辆汽车的系统来做类比，意志资本则是这辆车的发动机，发动机有问题时就无法翻越高山险阻，遇到困难坎坷就难以前行。同样地，一个人如果意志资本薄弱，遇到困难和挑战就极易退缩不前，就容易被生活挫折打击而一败涂地。

（三）认知资本

认知资本是一种促进主观认知与客观环境一致发展的智能心理特征，是个体对万物存在和社会运转规律的客观性认识及衍生出来的人生态度。这类心理资本是经过岁月磨砺、基于丰富的生活阅历积淀形成的真知灼见，包含个体对人的发展、人与社会环境的关系及个体生命的存在形式等诸多层面的感悟，体现为一种勘破天命的人生智慧与乐天知命的人生态度。它能让人明白什么对人的发展是有利的，在认知实践过程中提升主体的思想境界，让人掌握通向美好生活的知识与方法，选择符合客观规律的最佳生活方式。

随着时光的流逝，丰富的人生历程为老年群体带来独特且积极的认知资源。这些资源使得老年个体能够以正确客观的态度来面对生老病死、吉凶祸福、亲朋生离死别、恩怨情仇，以及生活中的富贵贫贱、酸甜苦辣等人生问题。通过总结过往的生活经验，他们寻找适当的应对方法，包括调整自身心态和认知方式、改变应对行为和处理方式，以及调整生活方式和日常习惯等多方面，从而实现老年社会的适应和融入。如果用一辆汽车的系统来做类比，认知资本则是这辆车的方向盘，把握着整辆车的前进方向，一旦失灵，这辆车轻则偏离正道，重则陷入险境。人也是如此，认知资本薄弱的人难以了解把握事物发展规律，需要较长时间才能在变化的社会环境中适应发展，时常囿于自身见识与视野的局限性而无法找到适合的生活方式与处事方法。

（四）情感资本

情感资本表现为一种促进主体内在情感需要与外部因素刺激相平衡的和谐性，是一种使喜、怒、哀、惧、爱、恶、欲等情感满足于主体内在需要的理想状态的积极心理能力[1]。这类心理资本是以个体内心美好的情感为基础，以积

---

[1] 李恩来：《真、善、美：人类和谐存在的三重维度》，《安徽大学学报（哲学社会科学版）》，2009年第3期，第47页。

极的情感输出为特征，最终以减少消极情绪、获得更多更高层次的情感满足为结果，可以表现为对积极援助的感恩与愉悦，对他人与社会的帮助与奉献，以及对消极事件的宽恕与体谅。它能激发出个体内在的积极情感，使人能够以积极的态度去看待生活事件（无论好坏），并以积极的行动作为回应，从而使个体获得内心情感的和谐与满足。

随着年龄的增长，老人难以避免要遭遇比普通人更多的生活打击，需要更多积极的情感资本来调节与消化这些事件带来的消极情感与情绪，帮助老人看到生活中更多美好的、积极的事物，比如儿女的孝顺、配偶的陪伴、亲朋的关爱、社会的支持等，从而使其获得更多积极的情感体验，维持内心情感的平衡。如果用一辆汽车的系统来做类比，情感资本则是汽车动力结构中的润滑系统，良好的润滑系统能使汽车运行更加流畅顺利，反之就会导致不正常的震动、噪声、磨损、漏油，甚至运转不灵，动力损耗过大。与之对应的，如果一个人的情感资本薄弱，负面事件导致的消极情绪便难以排解，最终就会阻碍其他心理资本正常功能的发挥。

第二节　心理资本能否提升失能老人的幸福感？

从第一节中我们已经充分理解了老年心理资本的内涵，初步认识到心理资本对失能老人的重要性，也逐渐勾勒出积极老人的基本画像。然而，这些感性的认识仅仅为我们描绘出了积极状态的模糊轮廓，他们的生存现状还有待进一步调查和研究。换言之，心理资本能否提升失能老人的幸福感？心理资本究竟能从哪些方面来提升失能老人的生活质量？这些问题亟待探究。

研究团队在扎根理论研究的基础上，通过借鉴和调整已有的成熟量表，开发了具有本土化特征的老年心理资本测度量表（见表4-3），涵盖了乐观、自我效能、韧性、智慧、感恩奉献、宽容体谅、乐天知命、生命意义八个维度，共计30个测量项目。该量表通过了一系列的探索性因素分析和验证性因素分析，总体信度为0.931，各维度信度均大于0.700，且各维度的聚合效度和区分效度比较理想，与其他社会心理指标之间的校标关联度良好。

表 4-3　老年心理资本测度量表

测量要素	测量项目	信度系数
乐观	凡事我都预期会有好的结果	0.897
	我总是看到事物美好的一面	
	我觉得社会上好人还是占绝大多数	
	我觉得生活总是美好的	
自我效能	我对自己应对困难的能力很有信心	0.867
	我总是能照顾好自己	
	大多数时候，我都是自信满满的	
韧性	糟糕的经历会让我郁闷很久	0.876
	我觉得自己活得很累	
	不顺心的时候，我容易垂头丧气	
	压力大的时候，我会睡不好、吃不香	
智慧	我经常自省	0.869
	反思过去能为我现在关心的问题提供思路	
	反思过去能让我对人生中的重大事件有更深刻的认识	
	想到过去所取得的成就能让我变得更加自信	
感恩奉献	我觉得我有义务为家人排忧解难	0.809
	我觉得人生的价值在于奉献	
	我会想办法回报以前帮助过自己的人	
	我很感激现在生活给予我的一切	
宽容体谅	与自己性格反差很大的人，我也能合得来	0.790
	即使不赞成别人的观点，我还是能与他们和睦相处	
	我几乎跟什么样性格的人都能成为好朋友	
乐天知命	对自己身处的尴尬局面我能一笑了之	0.875
	我能对自己曾经犯的过错一笑了之，而不会耿耿于怀	
	对无法改变的事情，最好不要太深究	
	凡事不要看得太明白，这样才会活得更快乐	
生命意义	我正在寻找自己生活的意义	0.935
	我总在尝试寻找自己生活的目的	
	我已经发现一个让自己满意的生活目的	
	我一直在寻找生活中最重要的东西	

　　研究团队应用该量表在成都和西安两个西部重要省会城市开展为期两年的问卷调查，累计调查了610位老人，失能老人占比约50%，共获得非失能老人有效样本300份，失能老人有效样本为291份。在失能老人群体的样本中（见表4-4），男性占比为47.1%，女性占比为52.9%；总体样本的平均年龄为80.43岁，90岁及以上、80~89岁、70~79岁以及60~69岁老年群体的占比分别为16.8%、40.9%、29.6%、12.7%。调查对象的婚姻状况显示，49.1%的老人配偶健在，47.1%的老人不幸丧偶，离婚与未婚的老人占比分别为2.4%与1.4%。从文化水平来看，各学历水平的老人比例从高到低依次为：小学及以下（48.5%）、本科及以上（15.1%）、高中/中专（14.1%）、初中（13.7%）、大专（8.6%）。

表4-4　正式调查对象中失能老人的基本信息（N=291）

变量	取值	比例
城市	成都	48.5%
	西安	51.5%
性别	男性	47.1%
	女性	52.9%
年龄	60~69 岁	12.7%
	70~79 岁	29.6%
	80~89 岁	40.9%
	≥90 岁	16.8%
婚姻状况	有配偶	49.1%
	丧偶	47.1%
	离婚	2.4%
	未婚	1.4%
文化程度	小学及以下	48.5%
	初中	13.7%
	高中/中专	14.1%
	大专	8.6%
	本科及以上	15.1%

资料来源：由研究团队调研获得。

　　研究团队也对部分调查对象进行了深入访谈，主要了解心理资本在调查对象日常生活中的积极作用及其影响因素。调查对象基本信息见表 4-5。访谈对象中男性 15 人，女性 15 人。年龄区间为 63~94 岁，平均年龄为 82.7 岁。高中学历以下有 19 人，高中及以上学历有 11 人。退休前的职业包括教授、公务员、教师、军人、工程师、医生、职工、农民等。配偶健在的有 17 人，27 人选择居家与子女同住。从健康状况来看，重度失能 17 人，中度失能 12 人，轻度失能 1 人。

表 4-5　调查对象基本信息

序号	年龄	性别	学历	区域	职业	配偶	居住情况	健康状况
F18	84	女	硕士研究生	城镇	教授	逝世	居家	重度失能
M19	93	男	高中	城镇	公务员	健在	居家	中度失能
F20	69	女	高中	城镇	干部	健在	养老机构	重度失智
F21	80	女	小学	农村	农民	逝世	居家	重度失能
M22	67	男	高中	城镇	中医	健在	居家	中度失能
M23	89	男	高中	城镇	职工	逝世	居家	中度失智
F24	79	女	小学	农村	农民	逝世	养老机构	中度失能
M25	84	男	小学	农村	农民	逝世	居家	中度失智
F26	92	女	小学	城镇	医生	逝世	居家	重度失能
F27	79	女	小学	农村	农民	健在	居家	重度失能
M28	90	男	小学	农村	农民	逝世	居家	重度失能
F29	83	女	小学	农村	农民	逝世	养老机构	中度失能
M30	83	男	大专	城镇	工程师	健在	居家	重度失能
F31	89	女	小学	农村	农民	逝世	居家	重度失能
M32	73	男	大专	城镇	工程师	逝世	居家	中度失能
M33	83	男	硕士研究生	城镇	医生	健在	居家	重度失能
F34	87	女	中学	城镇	干部	健在	居家	重度失能
M35	81	男	中学	城镇	工人	健在	居家	重度失能
F36	77	女	小学	城镇	农民	健在	居家	重度失能
F37	76	女	小学	城镇	职工	健在	居家	轻度失能
M38	91	男	高中	城镇	工程师	健在	居家	重度失能
F39	89	女	小学	农村	农民	健在	居家	重度失能
M40	85	男	大学	城镇	军人	健在	居家	中度失能
M41	63	男	小学	农村	农民	健在	居家	中度失能

续表

序号	年龄	性别	学历	区域	职业	配偶	居住情况	健康状况
F42	90	女	小学	农村	农民	逝世	居家	重度失能
F43	84	女	中学	城镇	教师	逝世	居家	重度失智
M44	80	男	中学	城镇	军人	健在	居家	中度失智
F45	87	女	中学	城镇	教师	健在	居家	中度失能
M46	81	男	硕士研究生	城镇	教授	健在	居家	重度失智
M47	94	男	中学	城镇	军干	逝世	居家	中度失能

资料来源：由研究团队调研获得。

心理资本能否提升失能老人的幸福感？我们主要从客观状态、主观态度和行为习惯三个方面来探究这一问题的答案。客观状态主要指可通过专业测量方式得出的心理健康水平；主观态度主要指失能老人的主观评价，包括健康满意度和生活满意度；行为习惯主要指健康行为和社会参与。概括来讲，我们将重点研究心理资本与心理健康、健康行为、健康满意度、生活满意度、社会参与这五组的关系。

一、心理资本与失能老人心理健康的关系

心理健康是一个复杂的综合概念，是指心理活动和心理状态的正常，包括心理过程和个体心理特征的正常[1]。世界卫生组织将心理健康定义为"一种幸福的状态，在此状态下，每个个体都意识到自己的潜力，能够应对正常的生活压力，也能富有成效地工作，并能为自己或者自己的社区做出贡献"[2]。心理健康对于失能老人尤为重要。在疾病交加、功能退化的生理基础上，消极心理状态会进一步加剧失能老人的功能衰弱和疾病恶化[3]。因此，我们首先关注心理资本与失能老人心理健康的关系。

研究表明，积极的心理状态确实能够对个体的心理健康产生正向的促进作

---

[1]　吴振云：《老年心理健康的内涵、评估和研究概况》，《中国老年学杂志》，2003年第12期，第799页。

[2]　WHO：Comprehensive mental health action plan 2013—2020，Geneva：WHO，2019：26.

[3]　丁百仁、王毅杰：《由身至心：中国老年人的失能状态与幸福感》，《人口与发展》，2017年第5期，第89页。

用。比如，相较于乐观程度低的老人，高乐观者较少体验到消极情感和抑郁情绪[①]，即乐观这种积极心态能够缓解人对消极情绪的感知。同时，韧性水平高的老人善于调动自身积极情绪，在面对压力和逆境时擅长利用个体优势资源从不同角度看待问题，并用新的方式体验和表达他们的思想和情感，实现心理放松[②]；能从压力状态下更快恢复，并由此减少孤独、抑郁和焦虑等各种心理障碍[③]。另外，高自我效能、坚韧顽强的品格和感恩奉献的品德情操意味着老人对疾病有更充分的认识和乐观的治疗态度，有利于降低自我感受负担，促进其对疾病的有效应对[④]。

那么，这些研究结论在失能老人群体中是否依旧成立呢？通过对调查数据进行 OLS 回归模型分析，在排除城市、性别、年龄、教育水平、婚姻状况、职业类别（退休前）、患病情况、失能程度、居住方式、照护者类别等其他因素的可能影响后，我们发现乐观、自我效能、韧性、智慧、感恩奉献、宽容体谅、乐天知命、生命意义等心理资本与失能老人心理健康水平之间存在显著的正相关关系（见表 4—6）。这意味着心理资本水平越高的失能老人，心理状态越健康，抑郁倾向越低。其中，乐观影响程度最高，韧性影响程度次之，自我效能、乐天知命、感恩奉献等都有显著影响，这与 Dumitrache 等和 Erikson 的研究结果一致[⑤⑥]。

① Hirsch J K, Walker K L, Wilkinson R B, et al: Family criticism and depressive symptoms in older adult primary care patients: optimism and pessimism as moderators, The American journal of geriatric psychiatry, 2014 (6): 634.

② Irwin M R: Resilience and aging, Aging health, 2007 (3): 312.

③ Netuveli G, Wiggins R D, Montgomery S M, et al: Mental health and resilience at older ages: bouncing back after adversity in the British household panel survey, Journal of epidemiology & community health, 2008 (11): 990.

④ 陆映霞、伍微、王冬儿等：《社会支持和心理资本对老年膝骨关节炎患者自我感受负担的影响》，《临床与病理杂志》，2017 年第 6 期，第 150 页。

⑤ Dumitrache C G, Windle G, Rubio h R: Do social resources explain the relationship between optimism and life satisfaction in community−dwelling older people?, Journal of happiness study, 2015 (16): 652.

⑥ Erikson E H: Growth and crises of the "healthy personality", Psyche − zeitschrift fur psychoanalyse und ihre anwendungen, 1950 (1): 27.

表4-6　心理资本与抑郁的回归分析结果

因变量	抑郁									
模型	1	2	3	4	5	6	7	8	9	10
控制变量										
1 性别	0.227**	0.107*	0.163**		0.194**	0.141**	0.223**	0.172**	0.213**	0.104*
2 年龄	-0.221**		-0.133*	-0.089*	-0.206**	-0.142**	-0.224**	-0.165**	-0.212**	-0.101*
3 患病情况	0.146*		0.095*	0.101*	0.136**	0.110*	0.134**		0.140**	
4 失能程度	0.324**	0.220**	0.114*	0.196**	0.316**	0.275**	0.310**	0.305**	0.261**	0.188**
自变量										
1 乐观		-0.626**								
2 自我效能			-0.504**							
3 韧性				-0.592**						
4 智慧					-0.182**					
5 感恩奉献						-0.405**				
6 宽容体谅							-0.279**			
7 乐天知命								-0.455**		
8 生命意义									-0.249**	
9 心理资本										-0.615**
R^2	0.020*	0.011*	0.008*	0.008*	0.017*	0.011*	0.017*	0.026**	0.018**	0.009*
F	7.407*	6.837*	4.128*	4.429*	6.668*	5.116*	6.928*	12.629**	7.361**	5.868*

注：* 表示在 0.05 水平（双侧）上显著相关，** 表示在 0.01 水平（双侧）上显著相关。R^2 表示可决系数，反映模型的拟合优度。F 值表示模型整体的统计显著性。

我们也在调查研究过程中发现了一些更为生动的例子，可以用来支持这一分析结果。比如受访者陈爷爷（M19）已有 90 多岁，退休前为机关干部，目前腿部失能，不能随意走动，但一直保持着积极乐观的心态和灵活的头脑，有着较强的韧性，还经常与子女讨论社会时事，为正在机关单位任职的子女提供工作建议，保持着非常积极的精神状态。对此，陈爷爷的儿子说道："他平时自己一个人的时候就听听录音，看看新闻，我们下班回家的时候就会跟我们一起讨论工作相关的事情，非常积极，明显状态很不一样，什么都能跟你聊一两句。我们也能看出他那时候的积极状态，所以很乐意跟他聊起工作，听他讲以前的事情。"

而身为高级技术工程师的黄爷爷（M30）尽管经历了偏瘫、脑梗、帕金森和心脏病等多种病症，失能初期性格发生了较大的变化，变得更加沉默寡言，脾气阴晴不定。但随着时间的推移，强健的韧性与乐观豁达的心态让他逐渐接受自己失能的事实。在经历了三个月的短暂消沉后就恢复了往日的心理状态，能够平静面对自己的疾病与失能问题，整个人都表现出较好的精气神。

采访过程中不少老人表示"已到晚年，没有太大的追求"，但也不乏仍保有追求和热爱的老人。比如 73 岁的李爷爷（M32）就表现出对中医和中国文化的热爱，他老伴表示："我老头他相信（中医），就读书，一天到晚都读书，他一般情况下就是自己去买药，包括家里面的人，他也帮着出出主意，他一个人就这么打发时间。"在不断学习的过程中，他越来越了解自己的身体，能够逐渐消解疾病和失能带来的消极情绪，学习给他带来的自我效能也变得越来越强。正是这些追求和热爱，才能让失能老人在晚年生活中保留一份精神寄托，让他们能够从内而外去适应和改善自己的生活，从而表现出积极向上的精神状态。

由此可知，积极的心理资本对促进失能老人心理健康具有非常重要的作用。尽管失能老人在身体上存在着各种各样的疾病，在岁月中饱受着疾病的折磨与功能退化的痛苦，但较高的心理资本水平能帮助他们乐观积极地看待生活，坦然面对生活中的困难和挫折，在心灵上得到满足和释怀，保持良好的心理健康状况。

二、心理资本与失能老人健康行为的关系

早在 1966 年，Kasl 和 Cobb 就提出了健康行为概念，即个体在疾病无症

状阶段或者疾病早期采取的活动，如戒烟、合理饮食及运动锻炼①。在 Pender 的健康促进模式中，他提出健康行为是指个体为了达到更好的健康状态以实现自我满足，而采取的一系列有利于健康的积极行为②。学者对健康行为提出了不同分类，健康行为大致包括饮食、睡眠、药物及饮酒、运动锻炼等行为。这些健康行为对失能老人的健康改善具有显著的作用，尤其是康复训练行为，能够极大地提高失能老人的日常行为能力，从而缓解失能老人面临的多重困境。因此，我们重点关注心理资本与失能老人健康行为之间的关联。

研究表明，积极的心理状态能直接或间接地改善个体的健康行为。如 Silva 等认为老人的自我效能会通过影响健康目标、结果预期、社会结构因素而影响其健康行为③。老人自我效能越高，面对生活会越自信、积极，能越主动地进行有利于身体健康的社会活动。金星等提出自我效能是预测老人健康行为改变与维持的主要因素④，影响老人坚持规律锻炼的持续性⑤，且通过有效的干预来提高自我效能能促使其采用健康促进行为⑥。此外，还有研究发现，当自身健康出现问题时，自我效能高的老人更容易相信经过努力使身体恢复或维持健康，且会更加积极主动地利用各种健康相关资源，在日常生活中采取或保持良好健康行为的意愿也会更强烈⑦。

那么，这些结论在失能老人群体中是否依旧成立呢？通过对调查数据进行 OLS 回归模型分析，在排除城市、性别、年龄、教育水平、婚姻状况、职业类别（退休前）、患病情况、失能程度、居住方式、照护者类别等其他因素的可能影响后，我们发现乐观、自我效能、智慧、感恩奉献、生命意义等心理资本对失能老人健康行为具有显著的积极作用（如表 4-7 所示）。这意味着积极的心理资本能激励失能老人产生更积极的健康态度和健康目标，从而采取更多

---

① Kasl S V，Cobb S：Health behavior，illness behavior，and sick role behavior，Health and illness behavior，1966（2）：248.

② Pender N J，Murdaugh L，Parsons M A：Health promotion in nursing practice，Pearson Education Inc，2006：31.

③ Silva M C，Lautert L：The sense of self－efficacy in maintaining health promoting behaviors in older adults，Revista da Escola de Enfermagem da USP，2010：63.

④ 金星、金胜姬、李春玉：《自我效能干预对老年高血压患者健康增进行为的影响》，《中国老年学杂志》，2008 年第 8 期，第 819 页。

⑤ Resnick B，Palmer M H，Jenkins L S，et al：Path analysis of efficacy expectations and exercise behaviour in older adults，Journal of advanced nursing，2000（6）：13.

⑥ Callaghan D M：Health－promoting self－care behaviors，self－care self－efficacy，and self－care agency，Nursing science quarterly，2003（3）：450.

⑦ 芦鸿雁、王莉：《老年人日常健康行为与健康心理控制源、自我效能感》，《中国老年学杂志》，2014 年第 17 期，第 4997 页。

有利于健康状况改善的行为和生活方式。其中，智慧对失能老人的健康行为影响程度最高。智慧水平越高的老人越倾向于总结经验教训，越具有开放性，其热爱学习新东西，更新理念，充实生活，追求生命意义。正如调查访谈中发现不少知识分子长者沉溺于学习中医和各种养生锻炼，积极为自己和亲友排忧解难，培养健康的生活习惯与行为。其次是感恩奉献，这与刘倩等的研究结果一致，可能是心理资本水平较高的失能老人怀有的感恩之心使其更珍惜所处的状态，并倾向于采取健康促进行为回报家人的关爱，最大限度地做好自我康复[①]，并为家庭或社会做出自己力所能及的贡献。此外，乐观可以预测老人更健康的生活方式，如少抽烟，多运动。乐观与自评健康之间的关系可以用健康行为解释[②]。

表 4—7　心理资本与健康行为的回归分析结果

因变量	健康行为						
模型	1	2	3	4	5	6	7
控制变量							
1 教育水平	0.142*	0.147*	0.132*	/	0.123*	0.123**	0.130*
2 失能程度	−0.219**	−0.196**	−0.182**	−0.202**	−0.195**	−0.191**	−0.184**
自变量							
1 乐观		0.109*					
2 自我效能			0.083*				
3 智慧				0.165**			
4 感恩奉献					0.164**		
5 生命意义						0.103*	
6 心理资本							0.122*
R^2	0.065*	0.022*	0.017*	0.041*	0.015*	0.015**	0.017*
F	6.192*	6.629*	5.257*	12.632*	4.685*	4.556**	5.201*

注：* 表示在 0.05 水平（双侧）上显著相关，** 表示在 0.01 水平（双侧）上显著相关。R^2 表示可决系数，反映模型的拟合优度。F 值表示模型整体的统计显著性。

---

① 刘倩、于晓丽、费燕等：《心理韧性和领悟社会支持在首发缺血性脑卒中患者感恩与健康促进行为间的中介效应》，《解放军护理杂志》，2021 年第 11 期，第 15 页。

② Steptoe A, Wright C, Kunz—Ebrecht S R, et al: Dispositional optimism and health behaviour in community — dwelling older people: associations with healthy ageing, British journal of health psychology, 2006 (1): 76.

　　结合访谈调查，我们发现了生动的佐证实例，可以阐释心理资本与健康行为之间的内在关联。如有一对受访者夫妇（M9）都是失能老人，他们相互扶持，并且不断学习新的技能来提高自己的健康水平。"平常就散步，还有看一些养生的书、报纸，原来老年活动中心有那种医学杂志都要去看，每天都要去看。""养生是另外一种。还有一个跟我们一道（起）打（太极拳），那个女的长得很秀气，老知识分子，她把胃溃疡'打'好了。"这一案例表明乐观的积极心态和较高的自我效能能够指引失能老人做出更多预防性的健康保健行为。

　　同样地，正在与病魔对抗的失能老人很多也有着较强的求生心态，愿意与病魔做对抗，与退化或者丧失的身体机能做对抗。一位性格很要强的婆婆（F11），在未失能前喜欢到处旅游，跟着老年社团去过全国很多地方。但是有一次出行的时候不小心摔倒没有被及时发现，导致半边偏瘫住进了医院，目前在医院结合机构养老。陷入失能对她来说是一个不小的打击，一夕之间改变了她原有的生活方式，她只能在活动范围很有限的养老院生活，但她对恢复行动能力依然有着强烈的信心，这种信心使她更主动地去做康复训练。正如她自己所言："我的二孙女就跟我说，'家婆，你那脚每天要蹬二十个'。我就每天蹬三十个、四十个，然后拍一遍，拍完过后，我就去锻炼手，拉手，扳直了放到床上按，使劲按。"可以看出，强大的韧性和对复健的坚定信心促使失能老人主动学习更多的健康知识，并不断坚持康复训练，最终提高他们的健康水平。

三、心理资本与失能老人健康满意度的关系

　　健康满意度指老人对自身健康状况的主观感受，多以自评健康来衡量。它是个体在客观健康状况的基础上，综合考虑个体对健康的理解、定义和期许以及个体的机体功能、生活习惯、年龄、身边熟人的健康状况和身处的社会文化背景，而对自身健康做出的主观评价[①]。这种主观评价看似缺乏客观依据，但深刻影响着老年个体的客观身体健康和心理健康，如衰弱情况、睡眠情况、抑

---

① 李坚、Fielding R，Hedley A J 等：《自感健康的概念及其重要性》，《中国社会医学》，1995 年第 3 期，第 11 页。

郁水平、失能水平等①②③④。因此，我们也非常关注心理资本与失能老人健康满意度之间的关系。

研究表明，积极的心理状态能提高个体的健康自评水平。如生命意义感能通过自我概念的整合方式影响到主体健康自评的水平。当自我概念和已发生的一切保持一致连贯时，个体会对自己的健康状况有较高的评价⑤。在适应过程中，生命意义感强会赋予主体一种积极的主观调节方式来提升对自身健康状况的评价⑥。此外，老人的自我效能也显著影响其自评健康水平。自我效能高的老人自信心较高，个人价值感较强，主要表现为对生活的热爱，对家人与朋友的关心，并且对自身的健康保健意识也比较强烈⑦，因此自评健康水平会较高。

那么，积极的心理状态是否也能提高失能老人的健康满意度呢？在调查研究中，我们发现失能老人由于躯体功能损伤，日常生活能力与行为能力受到限制，容易降低对健康的自我评价水平。通过对调查数据进行OLS回归模型分析，在排除城市、性别、年龄、教育水平、婚姻状况、职业类别（退休前）、患病情况、失能程度、居住方式、照护者类别等其他因素的可能影响后，我们发现乐观、自我效能、韧性、智慧、感恩奉献、宽容体谅、乐天知命、生命意义等心理资本对失能老人的健康满意度具有显著的积极作用（如表4-8所示）。这意味着积极的心理资本能激励失能老人产生更积极的主观健康评价。显然，健康满意度很大程度上会受到失能老人个体的性格倾向与心理素质的影响，乐观人会从积极的角度看待自己的失能状态，找到合理的解释，对现状及未来具有更稳定的正向情绪，因而表现出更高的健康满意度。而韧性强、自我效能感高的失能老人能快速接受和适应失能带来的困难与挑战，并采取健康行

① 王彬、周宇、杜茂林等：《我国独居老年人失能状况及其影响因素分析》，《海军军医大学学报》，2023年第6期，第709页。

② 张贝贝、刘松、张敏等：《农村地区老年人自评身体状况和睡眠质量的关系研究——心理健康的中介作用》，《现代预防医学》，2023年第2期，第295页。

③ 陶璐、李莎、丁亚萍等：《社区老年人自评健康与衰弱的关联：淡漠的调节作用》，《中国全科医学》，2023年第28期，第3518页。

④ 安适、袁娟、陈涛等：《自评健康在老年人自理能力和抑郁症状之间的中介效应》，《护理学报》，2022年第20期，第58页。

⑤ Ville I, Khlat M：Meaning and coherence of self and health：an approach based on narratives of life events，Social science & medicine，2007（4）：1010.

⑥ Thoits P A：Stressors and problem—solving：the individual as psychological activist，Journal of health and social behavior，1994（2）：152.

⑦ 程彦如、李亚楠：《自我效能在失能老人负性情绪与健康促进生活方式间的中介效应分析》，《护理实践与研究》，2023年第13期，第1904页。

为，对克服困难充满信心，从而呈现出较高的自评健康满意度。反之，如果失能老人对疾病的心理接受能力差，缺乏恢复的信心，那么即使是程度较轻的疾病，也会使老人表现出严重的畏惧感和强烈的不满。

我们也在调查访谈过程中发现了一些更为生动的例子。比如高龄 92 岁的刘奶奶（F26）退休前是一名医生，随着年龄的增长和身体机能的下降，她需要推着助行器才能行走，经常需要吃药，平时生活中也需要人照顾。但她自身性格开朗乐观，在长达几十年的执医生涯中对人的生老病死形成了深刻的认识，因此对她自身以及生活中偶尔出现的小问题保持着淡然的态度，对自己的健康状态评价也非常高。她认为："虽然我现在推着小车，但自己还能随便走动，而且平时身体也没有大毛病，即使有毛病也能解决，所以对我自己的健康状况已经很满意了。"

同样，住在社区养老院的谢奶奶（F24）虽然双眼失明，但她性格开朗，善于沟通，经常参加养老院的各种活动，与他人交流，不认为自己存在很大的健康问题。她表示："自己虽然看不清，但是我还可以说话，可以唱歌，可以编故事，我经常会给其他人讲故事逗他们笑。"当我们问她"您对自己的身体健康状况是否满意"时，她笑着说"满意"。我们从她的回答和笑容中能感受到她内心强大的积极力量，这种力量让她已经习惯了自己失明的生理缺陷，并让她能够坦然地面对这种缺陷，更加乐观地看待自己身体状况。

表 4-8 心理资本与健康满意度的回归分析结果

因变量	健康满意度									
模型	1	2	3	4	5	6	7	8	9	10
控制变量										
性别	-0.133*						-0.144*		-0.104*	-0.153**
年龄	0.249**	0.100*	0.170**	0.162**	0.213**	0.181**	0.240**	0.177**	0.229**	
患病情况	-0.224**	-0.171**	-0.186**	-0.186**	-0.217**	-0.215**	-0.207**	-0.180**	-0.210**	-0.170**
居住方式	-0.119*		-0.122*	-0.109*	-105*		-0.105*		-0.106*	-0.097*
失能程度	-0.364**	-0.243**	-0.171**	-0.230**	-0.306**	-0.298**	-0.299**	-294**	-0.251**	-0.211**
自变量										
乐观		0.408**								
自我效能			0.332**							
韧性				0.359**						
智慧					0.125*					
感恩奉献						0.185**				
宽容体谅							0.187**			
乐天知命								0.311**		
生命意义									0.227**	
心理资本										0.395**
R^2	0.014*	0.009	0.014*	0.012	0.011	0.032	0.011	0.029	0.010	0.009
F	5.013*	4.412*	6.149*	5.161*	4.097*	12.328*	4.233*	12.298*	4.197*	4.186*

注：* 表示在 0.05 水平（双侧）上显著相关，** 表示在 0.01 水平（双侧）上显著相关。R^2 表示可决系数，反映模型的拟合优度。F 值表示模型整体的统计显著性。

四、心理资本与失能老人生活满意度的关系

生活满意度是人们根据自我价值标准和主观偏好对个体生活状况和质量进行的主观整体性评价，属于主观幸福感的认知范畴[1]。人们会结合人口特征、经济因素、健康状况、社会保障和社会支持等多个方面，对其当前的生活状况做出全面的感知评价[2]。这一主观概念既与个体的健康状况、社会互动、家庭关系、居住环境、社会福利等客观因素密切相关，同时也受到个体认知和情绪的影响[3]。生活满意度的高低不仅体现了个体的物质与精神生活水平，也综合反映了个体实际状况与期望生活的比较。

研究表明，乐观的老人生活满意度更高，乐观能使个体看到事物好的方面，积极面对现实，从而有效地解决问题和应对压力[4]。越是乐观的老人所具有的社会资源越多，其生活满意度也越高[5]。同时，心理韧性作为一种适应不良环境的重要资源，可以控制个体的心理病症与行为问题，对个体的幸福感存在积极影响[6]。此外，生命意义感也对生活满意度有正向影响，如降低自杀率、减少焦虑和抑郁、促进生理健康、提升快乐感等[7]。希望不仅可以缓冲消极心理，还会增益积极心理，高希望感的个体的生活满意度高于低希望感的个体[8]。

通过对调查数据进行统计分析，在排除其他因素的间接影响后，我们发现

① Feng K, You X: Loneliness and self－esteem as mediators between social support and life satisfaction in late adolescence, Social indicators research, 2013 (1): 272.

② 邓大松、唐嘉梨：《老年人生活满意度及其影响因素研究——基于中国健康与养老追踪调查数据》，《理论月刊》，2021年第12期，第117页。

③ 陈璐、王璐：《社区照料服务可及性对城市老年人生活满意度的影响》，《中国人口科学》，2023年第1期，第68页。

④ 齐晓栋：《乐观－悲观倾向与主观幸福感关系的元分析》，《心理技术与应用》，2016年第10期，第593页。

⑤ Dumitrache C G, Windle G, Herrera R R: Do social resources explain the relationship between optimism and life satisfaction in community－dwelling older people?, Journal of happiness studies, 2015 (3): 652.

⑥ 王永、王振宏：《大学生的心理韧性及其与积极情绪、幸福感的关系》，《心理发展与教育》，2013年第1期，第98页。

⑦ Waytz A, Hershfield H E, Tamir D I: Mental simulation and meaning in life, Journal of personality and social psychology, 2015 (2): 336.

⑧ Merka M, Braja－ganec A: Children with different levels of hope: are there differences in their self－esteem, life satisfaction, social support, and family cohesion?, Child indicators research, 2011 (3): 512.

乐观、自我效能、韧性、智慧、感恩奉献、宽容体谅、乐天知命、生命意义等心理资本对失能老人生活满意度具有显著的积极作用（如表4-9所示）。这意味着心理资本作为一种积极的心理状态，影响着人们对自身状态及所处环境的评价。其中，乐观是最重要的影响因素，它能缓解失能带来的不利影响，尽管乐观的老人无法避免失能事件的发生，但是可以通过乐观的态度来降低失能对生活满意度的消极影响①。其次，在面对生活困境或精神压力事件时能否依靠坚忍快速复原，对提高失能老人生活满意度也有较大程度的影响。失能老人日常生活能力受限，难以有效应对各种压力和刺激，但心理资本水平高的失能老人对创伤事件表现出积极的适应行为，有助于提高其生活满意度。此外，自我效能也对失能老人的生活满意度发挥着重要作用，自我效能高的失能老人能体会到存在感和自我价值感，从而保持较高的生活满意度②。

---

① 马元广、贾文芝：《负性生活事件对生活满意度的影响：解释性乐观的调节作用》，《中国健康心理学杂志》，2017年第1期，第76页。

② 刘庆：《社会活动参与、自我效能感与深圳流动中老年人的生活满意度》，《中国老年学杂志》，2020年第16期，第3560页。

表4-9　心理资本与生活满意度的回归分析结果

因变量	生活满意度									
模型	1	2	3	4	5	6	7	8	9	10
控制变量										
1 年龄	0.190**		0.103*	0.102*	0.178**	0.105*	0.193**	0.135**	0.182**	
2 居住方式	-0.143*		-0.159**	-0.135**	-0.132*	-0.106*		-0.144*	-0.146**	-0.116**
3 失能程度	-0.276**	-0.141**		-0.144**	-0.265**	-0.204**	-0.259**	-0.220**	-0.210**	
自变量										
1 乐观		0.650**								
2 自我效能			0.532**							
3 韧性				0.519**						
4 智慧					0.190**					
5 感恩奉献						0.489**				
6 宽容体谅							0.288**			
7 乐天知命								0.446**		
8 生命意义									0.254**	
9 心理资本										0.646**
R^2	0.020*	0.019**	0.010*	0.010*	0.017*	0.011*	0.021*	0.013*	0.021**	0.013*
F	6.618*	10.531**	4.461*	4.572*	5.811*	4.683*	7.569*	5.291*	7.322**	6.901**

注：* 表示在 0.05 水平（双侧）上显著相关，** 表示在 0.01 水平（双侧）上显著相关。R^2 表示可决系数，反映模型的拟合优度。F 值表示模型整体的统计显著性。

同样地，我们在调查访谈时也发现了一些更鲜活的例子。如高龄 87 岁的李奶奶（F34），虽饱受脑梗带来的失能困扰，但她仍能维持较高的自我效能，经常自豪地跟别人分享自己年轻时做过的工作和经历："我的工作很多，是从最基层做起来的，开头在公社，然后就在农场当技术员，又在农业科技研究院当研究员，然后调到农技站，后来又到广播电视学校。"李奶奶在回忆年轻时的经历时，也屡屡提到当年过的清贫苦日子。在她看来，20 世纪 60 年代的日子远比失能衰老后的生活更加艰苦，因此她对现在的生活十分满意、十分珍惜："原来 60 年代是最苦的时候，吃没得吃的，穿没得穿的。我记得最清楚的，就是我在家里面吃的一天三两豌豆，打成面面，一顿一碗豌豆汤。""我太满意现在的生活了，我现在吃的也有，穿的也有，吃也吃不完，穿也穿不完。"

可见，年轻时累积的心理资本在老年残障期也能发挥出重要的积极作用。心理资本丰厚的人年老之后能够豁达地面对生活困苦，而心理资本薄弱的老人即使自身经济实力、名望成就十分出色，也难以摆脱失能带来的心理落差。比如 83 岁的瞿爷爷（M33）原是普通外科的专家教授，带过很多学生，也行医救人无数，自尊心很强，如今接连遭受到疾病缠身和不能自理的打击后，很难接受自身的身体状况和生活状态，逐渐丧失了生命意义感和自我效能，认为自己已经成为一个"废人"，逢人就抱怨生活的不顺和上天的不公，整个人的心理和精神状态变得很差。从这些例子可以看出，心理资本的累积能帮助老人应对失能难题，良好的心理资本对提升他们的生活满意度能起到积极作用。

五、心理资本与失能老人社会参与的关系

社会参与是老人功能能力的重要体现，是个体健康特征（如个体功能性残疾、慢性病、老年综合征等）与相关环境特征（如社会关系、社会政策和服务、建成环境）的综合互动[①]。概括来说，社会参与主要指老人所参与的有益于社会或他人的活动总和，是满足老人精神支持和实现自我价值的重要途径[②]。社会参与可以粗略地分为政治活动参与、经济活动参与、文化活动参与、社区活动参与等类型[③]，也可分为政策支持、志愿公益、意见表达和行动

---

① WHO：World report on ageing and health in 2015，Geneva：WHO，2015：26.

② 董嘉杨、陈春：《互联网使用对城市老年人社会参与的影响研究》，《调研世界》，2023 年第 5 期，第 67 页。

③ 谢立黎、王飞、胡康：《中国老年人社会参与模式及其对社会适应的影响》，《人口研究》，2021 年第 5 期，第 52 页。

组织四种类型[1]。社会参与作为积极老龄化战略的核心理念，是应对人口老龄化问题的重要策略，有助于降低老年群体的功能性障碍、抑郁水平，改善其认知功能、生活满意度和生活质量。

研究表明，具有积极生活取向的个体社会融入程度更高，社会参与度也会更高[2]。社会自我效能会影响个体在社交中的互动方式和互动策略，从而影响人际行为的发生和发展。老人对自己社交能力的判断和信心能影响其社会参与度，个体参与行为政治效能感高的老人更倾向于参与政治活动[3]，有利他主义的价值观、乐于社交和为他人提供帮助以及对社区归属感强的老人更倾向于参与志愿活动[4]。

通过对调查数据进行 OLS 回归模型分析，在排除城市、性别、年龄、教育水平、婚姻状况、职业类别（退休前）、患病情况、失能程度、居住方式、照护者类别等其他因素的可能影响后，我们发现乐观、自我效能、韧性、智慧、感恩奉献、宽容体谅、乐天知命、生命意义等心理资本对失能老人社会参与具有显著的积极作用（如表 4−10 所示）。这意味着心理资本作为一种积极的心理状态，能够正向提高失能老人的社会参与度，增强社会互动。其中，自我效能感的激励作用最大，能够体现出失能老人的信心，有助于建立和维护失能老人的社交能力和人际关系，从而能显著影响老人的社会参与。此外，生命意义感也是影响失能老人社会参与的重要因素，它能使失能老人更有核心动力参加社会互动，更愿意与外界产生联系并参与各种社会活动[5]。

---

① Li S, Ren W R: A study of Chinese women's social participation and the factors influencing it, Social sciences in China, 2020（1）: 142.

② 楼玮群、何雪松：《乐观取向、社会服务使用与社会融合：香港新移民的一项探索性研究》，《西北人口》，2009 年第 1 期，第 25 页。

③ 董亭月：《中国老年人的政治参与及其影响因素研究——基于 2010 年 CGSS 调查数据的实证分析》，《人口与发展》，2016 年第 5 期，第 87 页。

④ Dury S, De Donder L, De Witte N, et al: To volunteer or not: The influence of individual characteristics, resources, and social factors on the likelihood of volunteering by older adults, Nonprofit and voluntary sector quarterly, 2015（6）: 1125.

⑤ Erikson E H: Eight ages of man, International Journal of psychiatry, 1966（3）: 295.

表 4—10　心理资本与社会参与的回归分析结果

因变量	社会参与									
模型	1	2	3	4	5	6	7	8	9	10
控制变量										
1 年龄	−0.116*	−0.127*	−0.111*			−0.105*				−0.119*
2 失能程度	−0.422**	−0.380**	−325**	−0.397**	−0.421**	−0.395**	−0.420	−0.410**	−0.381**	−0.349**
自变量										
1 乐观		0.178**								
2 自我效能			0.215**							
3 韧性				0.131*						
4 智慧					0.122*					
5 感恩奉献						0.170**				
6 宽容体谅							0.135*			
7 乐天知命								0.147**		
8 生命意义									0.186**	
9 心理资本										0.244*
R^2	0.019*	0.015*	0.012*	0.148**	0.177**	0.011*	0.176**	0.166**	0.135**	0.014*
F	33.365*	5.371*	4.396*	53.343**	63.558**	3.915*	63.528**	60.061**	49.757**	5.145*

注：* 表示在 0.05 水平（双侧）上显著相关，** 表示在 0.01 水平（双侧）上显著相关。R^2 表示可决系数，反映模型的拟合优度。F 值表示模型整体的统计显著性。

　　总体来说，心理资本对失能老人的生活态度和行为模式均能产生重要影响，尤其表现在失能老人与他人的交往过程中。心理资本水平高的失能老人更关注外部环境的变化，更愿意开展人际互动。比如受访者朱爷爷（M23）89岁，双目失明，重度一级失能，但他非常愿意分享年轻时的经历以及自己的人生感悟，仍然保持着年轻时的兴趣爱好，经常出门散步，乐于与人交往，也尽力去做一些力所能及的事。总体来说，朱爷爷一直保持乐观积极的态度和高昂的生活热情，因而能快速适应失能和失明的过程，维持着较高的社会参与度和活动水平。

　　受访者李奶奶（F34）性格开朗外向，生活乐观，对过去的人和事满怀感激之情，呈现出较高的心理资本水平，会积极参与各种社会活动，她认为："个人（自己）要找一个爱好，喜欢打牌的打牌，喜欢下棋的下棋。我一般晚上爱看电视，白天就走一下也行，还喜欢经常跟几个朋友在一起唱唱歌。""我们几个就唱歌。今天就唱了一个小时，那都是过去的老歌。""我这个人年轻的时候是比较活泼的，爱好文娱，所以说我在这里碰到的那些人，有时候大家都比较活跃，就经常唱歌，有时候摆龙门阵（聊天）。"

　　受访者高爷爷（M8）75岁，患有肺气肿等比较严重的疾病，但对于自身的身体状况有比较豁达的心态。"我就顺其自然，就觉得都已经够本了。我活到现在就够本了。其实我能活多久就多久，不强求，像我们能活到现在，也不错了。"高爷爷喜欢回顾人生和总结经验，更感恩于命运的馈赠，追求社会价值的实现："相比于年轻时候，我现在的心态应该更成熟，现在应该回过头来看，看得更清楚，就是说过去自己哪些做得不对、哪些对，这个还是一个回顾。""人到世上来，应该不仅是自己生存，人有社会性，还应该对社会做点什么。"对待老年生活，高爷爷认为老人也应该尽力地与时俱进，调整自己的观念、态度，积极地去融入社会，"老人思想要跟得上这个时代；另外对很多问题要有正确的看法，不要觉得自己才正确，老人不要把过去别人犯的错误当作自己的经验，说自己早就知道那是错的，要有这样的心态"。这些受访者都保持着乐观豁达的态度，愿意打开自己，愿意与他人进行交流，因此会表现出较高的社会参与度。

第三节　如何帮助失能老人提升心理资本？

　　对于失能老人而言，心理资本作为一种新的积极力量，能够在一定程度上弥补老人躯体层面的功能障碍，帮助失能老人摆脱疾病的烦忧和失能的困苦，激发出他们内在更多的潜力，从而提升晚年生活的幸福感。那么，失能老人的心理资本受到哪些客观条件的影响？我们可以通过改善哪些外部因素去帮助失能老人提升心理资本呢？

对于这一问题，我们重点考察了社会网络支持、社区支持、社会保障、照护质量、家庭关系、家庭经济等六个外部因素对失能老人心理资本的影响，涉及微观、中观和宏观三个层面。微观层面的主体是指家庭或者家人、亲朋，包括社会网络支持、家庭关系、家庭经济、照护质量四个变量；中观层面主要指社区、机构，体现为社区支持变量；宏观层面主要考察社会保障因素，包括养老保险、医疗保险、长期护理保险、最低生活保障制度等。

一、社会网络支持与失能老人心理资本的关系

社会网络支持是指人们从社会关系网络中得到的来自他人的各种帮助，包括个体从社会网络中获得的各种物质和精神支持，如感受到关心、爱戴和尊敬[1][2]。从社会网络支持的来源来看，个人社会网络支持可分为正式支持和非正式支持[3]。失能老人获得的正式支持是来自各级政府、社区组织、工作单位所提供的各类支持，非正式支持是来自老人家人、亲朋、邻居、同事的支持。社会网络支持可以解决人们生活中的问题和危机，维持生活的正常运行。良好的社会网络支持被认为有益于减缓生活压力、促进身体健康和个人幸福[4][5]。那么，社会网络支持是否对失能老人心理资本起到积极的促进作用呢？

研究表明，社会网络支持作为一种外部的积极资源，能促进个体的心理资本水平提升。如 Au 等认为个体获取的社会网络支持可以转换为心理资本[6]，Gu 等也认为老年慢阻肺患者感知到的社会支持与心理资本之间存在积极的关

① 张文宏、阮丹青：《城乡居民的社会支持网》，《社会学研究》，1999 年第 3 期，第 15 页。
② Cobb S：Social support as a moderator of life stress，Psychosomatic medicine，1976（5）：305.
③ 张文宏：《中国城市的阶层结构与社会网络》，上海人民出版社，2006 年，第 72 页。
④ Litwin H：Social network type and morale in old age，The gerontologist，2001（4）：520.
⑤ Jopp D，Rott C：Adaptation in very old age：exploring the role of resources，beliefs，and attitudes for centenarians' happiness，Psychology & aging，2006（2）：277.
⑥ Au A，Lai M K，Lau K M，et al：Social support and well—being in dementia family caregivers：the mediating role of self—efficacy，Aging & mental health，2009（5）：763.

联①，而 Kong 等则发现流动老人感知的社会支持水平与其心理弹性、健康自我效能之间存在紧密的联系②。

当老人感受到更多的社会支持，其自我效能、乐观、希望、复原力都能显著提升③④⑤⑥。那么，对于身心受损的失能老人而言，社会网络支持是否也能提升其心理资本呢？通过对调查数据进行 OLS 回归模型分析，在排除城市、性别、年龄、教育水平、婚姻状况、职业类别（退休前）、患病情况、失能程度、居住方式、照护者类别等其他因素的可能影响后，我们发现社会网络支持与乐观、自我效能、韧性、智慧、感恩奉献、宽容体谅、乐天知命、生命意义等心理资本之间存在显著的正相关关系（见表 4-11）。这意味着获得社会网络支持越多的失能老人，心理状态越积极，心理资本水平越高。其中，社会网络支持对感恩奉献的作用最大，失能老人的需要水平越高，其获得的社会网络支持越多，就越能激发出感激之情。其次是社会网络支持对失能老人自我效能的作用也比较明显。社会网络支持会使老人感受到自己拥有更多力量和资源来对抗失能带来的问题，从而增强自我效能⑦。

---

①　Gu J，Yang C，Zhang K，et al：Mediating role of psychological capital in the relationship between social support and treatment burden among older patients with chronic obstructive pulmonary disease，Geriatric nursing，2021（5）：1174.

②　Kong L N，Zhu W F，Hu P，et al：Perceived social support，resilience and health self-efficacy among migrant older adults：a moderated mediation analysis，Geriatric nursing，2021（6）：1580.

③　唐丹、邹君、申继亮：《老年人一般自我效能感的影响因素》，《中国老年学杂志》，2006 年第 11 期，第 1452 页。

④　牛玉柏、郝泽生、王任振等：《老年人乐观、领悟社会支持与主观幸福感的关系——控制策略的中介作用》，《心理发展与教育》，2019 年第 2 期，第 233 页。

⑤　姚若松、郭梦诗、叶浩生：《社会支持对老年人社会幸福感的影响机制：希望与孤独感的中介作用》，《心理学报》，2018 年第 10 期，第 1156 页。

⑥　李佳、郑安云：《老年人社会支持、心理弹性与心理健康的关系》，《中国健康心理学杂志》，2018 年第 3 期，第 442 页。

⑦　唐丹、邹君、申继亮：《老年人一般自我效能感的影响因素》，《中国老年学杂志》，2006 年第 11 期，第 1451 页。

表 4-11 社会网络支持与心理资本的回归分析结果

结果变量 模型	乐观 1	自我效能 2	韧性 3	智慧 4	感恩奉献 5	宽容体谅 6	乐天知命 7	生命意义 8	心理资本 9
控制变量									
照护者类别									
性别	−0.149**		−0.221**	−0.117*	−0.155**		−0.120**		−0.138**
年龄	0.277**	0.115*	0.183**		0.150**				0.149**
职业分类		0.145**						0.179**	0.109*
患病情况	−0.131*	−0.115*							−0.124*
教育水平				0.202**			−0.177**		
失能程度	−0.155**	−0.384**	−0.213**					−0.240**	−0.211**
自变量									
社会网络	0.257**	0.267**	0.219**	0.202**	0.404**	0.205**	0.197**	0.177**	0.328**
R^2	0.016*	0.012*	0.032**	0.013*	0.022*	0.042**	0.014*	0.032*	0.011*
F	5.888**	5.065**	11.427**	4.339**	8.070**	12.707**	4.520**	10.505**	4.424**

注：* 表示在 0.05 水平（双侧）上显著相关，** 表示在 0.01 水平（双侧）上显著相关。R^2 表示可决系数，反映模型的拟合优度。F 值表示模型整体的统计显著性。

总体来看，社会网络支持与一个人所拥有的社会资源紧密相关，社会网络支持越强大，他能够获得的社会资源就越多，能越好地应对来自各种环境的挑战，因此其心理健康程度也越高。比如受访者瞿爷爷（M33）已经 83 岁，原为某省级著名医院普通外科专家、教授，一生都在为我国的医疗事业做贡献，桃李满天下，也救过很多人。所以，在老人失能以后，经常会有学生和以前的病人来看他，他的老伴和大女儿认为正是这些支持和帮助，让原本灰心丧气的瞿爷爷慢慢好转。他女儿说道："每年这些来看他的学生和病人给了家里很多支持，包括给钱的、帮着护理的，更重要的是他们能陪他说说话，缓解他失能后的孤独，弥补他的心理落差，这让他的情绪明显地变好了，也解决了我们家很多困难。"

受访者钱爷爷（M46）退休前是某社科院的小语种教师，失能后原本开朗乐观的他逐渐变得沉默寡言，但他的老伴表示："自从老钱不能出门以后，我就得在家照顾他，弄得我也出不了门了。不过好在他学生经常过来，来的时候还都帮家里干干活，推着他出去转转，陪他聊聊天，这样我也能歇歇，还是非常感谢他们。"失能老人拥有的这些社会支持不仅能够在一定程度上解决家庭的困难，还能起到陪伴的作用，帮助老人缓解心理上的郁闷等情绪，有利于老人增强乐观、感恩、自我效能、生命意义等积极心理。

二、家庭关系与失能老人心理资本的关系

在中国孝道文化观念下，亲子关系并不是一种契约关系，而是人际关系中的一种基本的情感关系，其密切程度视双方长期相互善待的程度而定①。家庭关系是包括亲子关系、配偶关系、同胞关系在内的复杂的义务和情感关系，对于失能老人家庭而言，其家庭关系尤为重要，特别是亲子关系。家庭关系的好坏影响着失能老人获得家庭支持的程度，配偶和子女提供的家庭网络支持是老人社会网络支持的核心，所以家庭关系对于失能老人的社会网络支持十分重要。

研究表明，家庭关系是影响残疾人心理资本（信心、希望、乐观和弹性）的重要因素，拥有健康家庭关系的残疾人往往更乐观、更自信、更有希望和更

---

① 熊波、石人炳：《中国家庭代际关系对代际支持的影响机制——基于老年父母视角的考察》，《人口学刊》，2016 年第 5 期，第 105 页。

有弹性①。另一项关于肺癌患者希望水平的调查发现，家庭关系越和睦，患者的希望水平越高②。也有学者发现家庭成员的支持关系是慢性精神障碍患者恢复的动力，在经历了来自家人的尊重和接受后，其恢复了自尊，逐渐对生活有了希望③。家庭关系的好坏直接决定了老年患者从家人方面获取的社会支持程度，深刻影响了老人的心理韧性水平④⑤⑥。

那么，对于身心受损的失能老人而言，良好的家庭关系是否也能提升其心理资本呢？通过对调查数据进行 OLS 回归模型分析，在排除城市、性别、年龄、教育水平、婚姻状况、职业类别（退休前）、患病情况、失能程度、居住方式、照护者类别等其他因素的可能影响后，我们发现家庭关系与乐观、自我效能、韧性、智慧、感恩奉献、宽容体谅、乐天知命、生命意义等心理资本之间存在显著的正相关关系（见表 4—12）。这意味着失能老人具有的家庭关系越良好，其心理状态越积极，心理资本水平越高。其中，家庭关系对失能老人乐观程度的作用最大，其次是韧性。毫无疑问，家庭关系的好坏直接决定了失能老人从家人方面获取物质经济、日常生活照料、情感慰藉等支持的程度，而这些支持能够帮助其应对生活的不便和内心的痛苦，从而提高失能老人的生活期望，使其变得更加乐观和坚韧。

---

① Hye J E：Effects of family relationships and social capital on psychological capital in people with disabilities－comparison of effects by economic activity status, Korean journal of family social work，2021（3）：182.

② 李晓波、高立红：《肺癌患者希望水平的调查分析》，《中国临床康复》，2004 年第 23 期，第 4709 页。

③ 张明月：《家庭抗逆力视角下社会工作介入精神障碍患者家庭的服务研究》，《社会与公益》，2021 年第 3 期，第 26 页。

④ 张婷、李惠萍、窦婉君等：《老年乳腺癌患者心理韧性现状及影响因素研究》，《中国全科医学》，2015 年第 7 期，第 825 页。

⑤ Zhang J, Zhang J P, Cheng Q M, et al：The resilience status of empty－nest elderly in a community：a latent class analysis, Archives of gerontology and geriatrics，2017（68）：163.

⑥ Cohen L K, Aviad Y：Suicidal tendencies, meaning in life, family support, and social engagement of the elderly residing in the community and in institutional settings, The Israel journal of psychiatry and related sciences，2020（1）：15.

表4-12 家庭关系与心理资本的回归分析结果

因变量模型	乐观	自我效能	韧性	智慧	宽容体谅	感恩奉献	乐天知命	生命意义	心理资本
	1	2	3	4	5	6	7	8	9
控制变量									
城市				-0.120*					
性别	-0.187**		-0.247**	-0.137*		-0.189**	-0.114*		-0.185**
年龄	0.248**		0.166**			0.137**			0.127*
职业分类		0.178**						0.200**	0.131**
患病情况							-0.142**		
教育水平				0.233**		0.117*			
失能程度	-0.209**	-0.434**	0.232**			-0.135**		-0.260**	-0.274**
自变量									
家庭关系	0.419**	0.288**	0.275**	0.257**	0.161**	0.397**	0.337**	0.156**	0.394**
R^2	0.034**	0.032**	0.026**	0.014**	0.026**	0.013**	0.013*	0.040**	0.015**
F	14.527**	13.123**	9.583**	4.691*	7.659**	5.107**	4.426**	13.150**	6.307**

注：* 表示在0.05水平（双侧）上显著相关，** 表示在0.01水平（双侧）上显著相关。R^2 表示可决系数，反映模型的拟合优度。F 值表示模型整体的统计显著性。

正如一句传统俗语所说"家和万事兴"，家庭关系的好坏不仅关系到失能老人获得家庭照护的质量，也会间接影响失能老人的心态和情绪。如受访者王爷爷（M47）已90岁高龄，曾是某省政府的干部，脑梗后双腿不能走路。采访时，他正在公园里晒太阳，他的大女儿告诉我们，"老爷子非常乐观幽默，心态特别好，公园里的好多老人都喜欢跟他聊天闲谈"。问到家庭情况和子女关系时，王爷爷毫不犹豫地说："咋不亲近喃，我的几个孩子都非常孝顺。我有两个儿子、两个女儿，都在西安。他们都是老师，现在都退休了，住得离我也很近，平常是儿子照顾我，今天他有事，所以女子来照看我。几个孩子隔三岔五都来看我，有啥心里话都可以给他们讲。"

89岁的受访者朱爷爷（M47）被评估为重度1级失能，双眼失明，平常主要由老伴照顾她，还雇了保姆负责日常做饭、洗衣、拖地等。朱爷爷告诉我们："我有两个女儿、一个儿子。大女儿和我们住在同一个小区，离得很近，每天都会过来看望我，很关心我的健康，经常会买一些保健品。二女儿是医生，每天都会过来给我做艾灸。儿子和儿媳在国外，联系少些。老伴每天都会带着我出门遛弯……我们一家遇到什么事，都是齐心协力共同面对的。"在这种融洽的家庭氛围下，朱爷爷得到了非常妥善的照顾，表现出积极乐观的生活状态，依然热爱生活，天天通过收音机收听《海峡两岸》，关心着国家大事。

受访者杨奶奶（F43）则是另一种情况，她84岁，2016年确诊阿尔茨海默病，长期护理保险评级为重度1级（评估类型是失智），需要长期服用对应的治疗药物。她生活无法自理，需要保姆照顾，因此对自己生病的事情难以接受，总是认为现在的自己很没用，经常会说"我怎么还不死"。杨奶奶有一个儿子和两个女儿，但大儿子和小女儿工作比较忙，每周只能回家看望老人一次（或者更少）。虽然大女儿住在附近，主要负责照看老人，但两人的关系并不好，大女儿向我们诉苦说道："小时候，我和我妈关系就不好、不亲近，现在嘛，想着她这个样子了，我们做儿女的还是要尽到自己的责任，主要还是我在照管她。我们的相处问题可能是历史遗留问题，导致现在很多时候我都不知道怎么去安抚她的情绪。她对我哥和我妹妹一直都很偏爱，从小就这样，即使他们经常不回来看她，她也很理解他们，说他们忙，还说两个孩子很孝顺。尽管我尽心尽力地照顾她、陪伴她，但是很难得到她的认可，她经常在情绪失控后辱骂我，说我没用……我心里其实很憋屈，内心很受伤，对照顾她感到有心无力。"可以看出，家庭关系的不协调导致大女儿的尽心照顾无法得到认可，也很难给予老人真正的精神关怀和情绪安慰，最终不仅导致照顾者身心俱疲，失能老人也表现出较为消极、绝望和崩溃的心理状态。

三、家庭经济与失能老人心理资本的关系

以家庭为基础的支持系统，对老人（特别是失能老人）起着安全网的作用[1]。通常来说，经济条件相对优越的家庭能够在医疗、照护等措施上给予失能老人更好的待遇，有利于促进失能老人的身体健康。经济水平高的家庭可以在生活中解除失能老人的后顾之忧，减轻其丧失生活自理能力带来的心理负担。另外，经济条件优渥的家庭，子女没有经济压力，可以全身心地投入失能老人照护中，促进失能老人身心健康的恢复。

研究表明，贫困会降低哮喘患者的自我效能，陷入多维贫困的人自我效能更低[2][3]；而良好的家庭经济状况能够提高患者医疗资源的购买能力，从而增强患者应对癌痛的信心[4]。同样地，家庭经济状况更好的老年患者，享受的医疗服务质量更高，可提升其自我效能，增强抵抗疾病的信心[5]；相反，对家庭收支状况感到不满意的老人，他们的自我效能得分较低[6]。另外，收入与老人的心理弹性也有显著的正相关关系[7]，家庭经济状况可以预测老年患者的心理韧性水平[8]。

通过对调查数据进行 OLS 回归模型分析，在排除城市、性别、年龄、教育水平、婚姻状况、职业类别（退休前）、患病情况、失能程度、居住方式、照护者类别等其他因素的可能影响后，我们发现家庭经济与乐观、自我效能、

---

① Golaz V，Wandera S O，Rutaremwa G：Understanding the vulnerability of older adults：extent of and breaches in support systems in Uganda，Ageing & Society，2017（1）：65.

② Callander E J，Schofield D J：The potential for poverty to lower the self—efficacy of adults with asthma：an Australian longitudinal study，Allergy asthma & immunology research，2016（2）：145.

③ Callander E J，Schofield D J：The impact of poverty on self—efficacy：an Australian longitudinal study，Occupational medicine—Oxford，2016（4）：324.

④ 陈卓园、韩兴平、鞠梅等：《癌症患者癌痛自我效能感现状调查》，《重庆医学》，2017 年第 35 期，第 4995 页。

⑤ 赵亦欣、冯晨秋、娄凤兰：《社区老年慢性疼痛患者自我效能状况及影响因素》，《中国老年学杂志》，2014 年第 2 期，第 468 页。

⑥ 王亚丽、夏宇、张娇等：《山东省农村老年人一般自我效能感的相关因素》，《中国心理卫生杂志》，2020 年第 5 期，第 428 页。

⑦ Wells M：Resilience in older adults living in rural，suburban，and urban areas，Online journal of rural nursing and health care，2012（2）：52.

⑧ Liu Z H，Zhou X，Zhang W，et al：Resilience and its correlates among first ischemic stroke survivors at acute stage of hospitalization from a tertiary hospital in China：a cross—sectional study，Aging & mental health，2020（5）：832.

韧性、智慧、感恩奉献、宽容体谅、乐天知命、生命意义等心理资本之间存在显著的正相关关系（见表4-13）。其中，家庭经济对自我效能的作用是最大的。充足富裕的物质条件不仅能给失能老人带来更强的安全感，也能让他们享受更高水平的医疗服务和生活照护服务，增强他们应对失能困境的信心。家庭经济对失能老人韧性的作用次之。

家住西安的受访者杨爷爷（M40）85岁，主要是腿脚关节不好，出门需要借助轮椅，整体失能程度不高，属于轻中度失能老人。杨爷爷在谈到家庭状况时说："我现在对于我生活不太能自理这件事看得很开，主要是我没什么后顾之忧。我的五个儿女都在高新区当老师，每个月一万多块钱，不用我操心，我们家也没有什么困难。他们都经常来看我，有时候一起，有时候谁想来就直接来，给我买这买那，平常生活用的器具都是儿女们买的，买的都是最好的。我这五个子女都很孝顺，并且经济上都很富裕，我没什么可担心的，专心养好我的身体就行，吃的穿的用的都是儿女们买的最好的，我只要身体好、心情好，他们就都放心了。"

良好的家庭经济条件能让家人全身心地投入失能老人照护中，全心全意地促进失能老人身心健康的恢复。陈奶奶（F14）的女儿（罗医生）辞职前为某省级知名医院的主任医师，经济状况非常好。她说道："我妈离不开人，所以我必须辞职照顾她，主要是我完全有条件辞职去全职照顾她。我在家不仅能给她针灸，还能带她下楼去晒太阳，我们还找了保姆负责做饭打扫卫生，我基本把精力都放在她身上了。"当我们关心到老人的心理状态时，罗医生表示："她失能以后对自己的能力感到很郁闷、很烦躁，经常对我发脾气，所以我才辞职专门照顾她，现在她能好一点，虽然有时候也是觉得自己很没用，不过好在我每天都能陪着她开导她，现在脾气好多了。"可见，经济条件好的家庭能从物质和精神两个层面照顾失能老人，促进其身心健康。

表4—13 家庭经济与心理资本的回归分析结果

结果变量 模型	乐观 1	自我效能 2	韧性 3	智慧 4	感恩奉献 5	宽容体谅 6	乐天知命 7	生命意义 8	心理资本 9
控制变量									
照护者类别									
性别	−0.175**		−0.233**	−0.124*	−0.173***				−0.162**
年龄	0.254**		0.139*		0.126*				0.120*
职业分类						−0.128*		0.131*	
患病情况	−0.128*	−0.126*			−0.118*		−0.161**		−0.138**
教育水平	−0.124*		−0.148**	0.142*			−0.146*		
失能程度	−0.136*	−0.339**	−0.172**					−0.224**	−0.178**
自变量									
家庭经济	0.204***	0.286**	0.269**	0.246**	0.241**	0.135*	0.216**	0.172**	0.297**
R^2	0.013*	0.015*	0.017*	0.015*	0.014*	0.018*	0.016*	0.014*	0.013*
F	4.545*	5.865*	6.332*	4.983*	4.633*	5.327*	5.129*	4.666*	4.890*

注：*表示在0.05水平（双侧）上显著相关，**表示在0.01水平（双侧）上显著相关。R^2表示可决系数，反映模型的拟合优度。F值表示模型整体的统计显著性。

四、照护质量与失能老人心理资本的关系

从客观条件来看，老年照护质量的考察主要从以下方面入手：照护环境是否符合规定，基础设施配备是否齐全，照护人员是否经过系统化培训，是否具有提供照护服务的资格，照护服务的内容是否满足了老人的真实需要，照护机构是否提供了合意的服务等①。从主观层面来看，照护质量主要指照护服务人员（包括正式照护人员和非正式照护人员）在提供照护服务的过程中，被护理人对所接受的照护服务的感受评价②。照护质量的高低决定了失能老人获得的服务水平，深刻影响着他们的生存质量和身心健康。

通过对调查数据进行 OLS 回归模型分析，在排除城市、性别、年龄、教育水平、婚姻状况、职业类别（退休前）、患病情况、失能程度、居住方式、照护者类别等其他因素的可能影响后，我们发现照护质量与乐观、自我效能、韧性、感恩奉献、宽容体谅、乐天知命、生命意义等心理资本之间存在显著的正相关关系（见表 4－14）。显然，失能老人由于自身长期的生活自理能力的退化，出现了医疗照护、生活照料以及精神慰藉等需求。专业且高质量的照护不仅能够减缓失能程度的加深，保证失能老人的生活质量，还有利于失能老人心理状况的改变，减少抑郁和对抗等消极情绪，促进失能老人心理和精神的良性发展。

表 4－14　照护质量与心理资本的回归分析结果

因变量	乐观	自我效能	韧性	感恩奉献	宽容体谅	乐天知命	生命意义	心理资本
模型	1	2	3	4	5	6	7	8
控制变量								
居住方式	－0.194**							
照护者类别	0.298**	0.138*						
性别	－0.158**		－0.233**	－0.181**				－0.150**
年龄	0.269**	0.109*	0.189**	0.175**				0.152**
职业分类		0.152**					0.196**	0.138**

---

① 陈卫民、邴程程：《OECD 国家老年照护质量控制研究》，《西北人口》，2017 年第 5 期，第 78 页。

② 刘昊、李强、薛兴利：《城乡居民长期照护服务质量评价研究》，《江西财经大学学报》，2021 年第 6 期，第 71 页。

续表

因变量	乐观	自我效能	韧性	感恩奉献	宽容体谅	乐天知命	生命意义	心理资本
患病情况	−0.104*	−0.115*				−0.178**		−0.122*
失能程度	−0.213**	−0.441**	−0.248**	−0.152**			−0.268**	−0.264**
自变量								
照护质量	0.392**	0.245**	0.184**	0.273**	0.227**	0.347**	0.154**	0.290**
R^2	0.010*	0.011*	0.034*	0.023*	0.051*	0.031*	0.038*	0.021**
F	3.901*	4.647*	12.061**	7.818**	15.668**	10.786**	12.643**	8.122**

注：*表示在 0.05 水平（双侧）上显著相关，**表示在 0.01 水平（双侧）上显著相关。R^2 表示可决系数，反映模型的拟合优度。F 值表示模型整体的统计显著性。

在调查访谈时，我们也发现了一些更鲜活的例子。如四川成都福怡长者家园就是一家专业的集医疗康复、生活照料和精神慰藉于一体的中国第一个"失智老人村"。其推行荷兰照护模式，以充分激发长者的自我效能、主动性、能动性，使老人从依赖走向自助与助人为照护目标。以"记忆老街"项目为例，这条街上住的都是重度失能失智的老人，每位老人都配有专业的激活师，采用专业的非药物干预手段，通过复刻老人失智前的记忆深刻的历史场景，唤醒老人的记忆，再配合康复训练逐渐恢复老人的自理能力，让老人可以在一定程度上过上正常人的生活。像这条街上的"林妹妹的旧书店""曹婆婆的糖果铺""张阿姨的凉面店"等场景，都是为相应的老人量身打造的，以便在熟悉的场景中引导和激活失智老人的记忆和身体功能。福怡家园的负责人向我们介绍："这间'爱开会的罗主任'房间的主人罗婆婆（F20）失智前是某单位领导，工作的时候经常开会，这一块的记忆很深刻。但在患病以后她就困在家里了，整个人变得非常暴躁，动不动就摔打东西，严重影响了家人的生活，她的儿子女儿无法忍受，就把她送到这来了，而且她自己的身体状况也很差，生活自理能力下降了很多。她一来我们就想先让她平静下来，所以我们的激活师会配合她的记忆行为，经常把她带到会议室，然后召集我们机构其他工作人员一同坐在会议桌前，让她给大家开会，她在熟悉的场合慢慢地就平静下来，也开始爱说话了，经常拿个稿子给我们念。我们就这样不断地激活她的思维和脑部功能，通过再现脑海深处的场景来唤醒她的记忆。在这个基础上，我们再逐步地锻炼她自己吃饭、自己行走的自理能力，帮助她恢复正常的躯体的功能，让她像正常老人一样锻炼，和其他老人聊天，慢慢地，她发脾气的次数少很多了，也能正常地参加活动。另外我们还有专业的医疗人员，除了针对她精神方面的非药物干预和生活能力激活以外，这些老人所患的一些慢性病还是需要吃药，所以我们的医生也会相应地配药，激活师在饭后给他们吃药。这样既能够在医疗上对症下药，激活师专业的干预也能尽量延缓这些老人失能失智的速度，达到我们福怡家园这种模式所说的专业照护的目的。"

目前，各地政府都在兴办医养结合式的养老机构，相比于传统形式的养老院，后者配有专业的医护人员和设备，能够对入住的失能老人及时诊断、及时治疗，可以提供更专业的照护。在走访医养结合机构的过程中，有一位院内入住的王奶奶（F29）跟我们谈道："他们这儿有专门学医的，我身上有啥子不痛快的或不舒服的地方就喊他们，他们都能给我解决。在这里就能治病，方便得很。"住在金牛区养老机构的刘奶奶（F24）也表示："我是主动和孩子们说上这里来的。我觉得我一个人在家不得行，没有人照顾，住院时间长了太贵喽，这里是医院办的机构，我在这既能看病又能住，还给我们吃营养餐，有个大病啥的在这也不担心。在家我一个人应付不来，在这我放心得多。"

五、社区支持与失能老人心理资本的关系

我国老年群体数量庞大、个性突出、条件迥异，现已形成了以居家养老为基础、社区养老为依托、机构养老为补充的养老服务体系。社区作为社会治理的基本单元，是多层次养老服务体系建设的重要载体，对失能老人照护服务的供给发挥着重要作用，社区支持可以补充家庭、朋友、邻居等非正式网络提供的支持，能满足失能老人在专业医疗护理、日常生活照料、精神文娱服务等方面的需求。有力的社区养老服务供给可以充分保证失能老人的居家生活质量，并且帮助解决失能老人的家庭困难，有利于失能老人的心情舒畅和愉悦。

虽然目前没有研究直接讨论社区支持对失能老人心理健康的影响，但Staudinger 等在对韧性的定义中强调了人－情境框架，强调了友好型环境对老人韧性的重要性。社区是人们生活的关键社会环境，向老人提供上门探访、助餐、心理慰藉、免费体检等社区支持，因此老年友好型社区环境必然会一定程度上提高老人的韧性[1]。同时，Kamalpour 等也发现，在线健康社区可以给非正式照护者提供信息支持、情感支持以及分享照护经验的机会等潜在益处，可以增强老人的复原能力[2]。

---

[1] Staudinger U M, Marsiske M, Baltes P B: Resilience and levels of reserve capacity in later adulthood: perspectives from life－span theory, Development and psychopathology, 1993 (4): 545.

[2] Kamalpour M, Aghdam A R, Watson J, et al: Online health communities, contributions to caregivers and resilience of older adults, Health & cocial care in the community, 2021 (2): 340.

通过对调查数据进行 OLS 回归模型分析，在排除城市、性别、年龄、教育水平、婚姻状况、职业类别（退休前）、患病情况、失能程度、居住方式、照护者类别等其他因素的可能影响后，我们发现社区支持与感恩奉献、宽容体谅、生命意义等心理资本之间存在显著的正相关关系（见表 4-15）。这意味着，社区支持通过助餐、日间照料、上门探访、心理咨询等养老服务为失能老人生活提供便利，弥补家庭支持的不足；通过健康讲座、健康体检、上门看病护理等医疗服务推动健康知识传播和老年健康发展，从而缓解失能老人的焦虑与无助，促进老人感恩社会、体谅他人，感受到生命的意义。

表 4-15　社区支持与心理资本的回归分析结果

因变量	感恩奉献	宽容体谅	生命意义	心理资本
模型	1	2	3	4
控制变量				
城市			-0.133^*	
性别	-0.193^*			-0.184^{**}
年龄				0.172^{**}
职业分类			0.193^{**}	0.131^*
教育水平				-0.152^*
失能程度			-0.255^{**}	-0.247^{**}
自变量				
社区医疗服务	0.111^*	0.141^*		
社区养老服务			0.255^{**}	0.111^*
R^2	0.037^{**}	0.020^*	0.015^*	0.016^*
F	11.328^{**}	5.846^*	5.154^*	5.671^*

注：* 表示在 0.05 水平（双侧）上显著相关，** 表示在 0.01 水平（双侧）上显著相关。R^2 表示可决系数，反映模型的拟合优度。F 值表示模型整体的统计显著性。

在西安咸阳市西咸新区进行调研时，我们发现当地的幸福里社区是西安"棚改居"模范社区，为社区居民打造了 15 分钟便民生活圈，建立了"网格员＋志愿者"的工作队伍，为社区的失能老人提供陪伴出行、义务理发、养老金代办、高龄津贴申领等服务。社区网格员会定期地到失能老人家中慰问，征集老人的问题和意见，并及时为老人提供需要的帮助。在幸福里社区调研时，看见很多失能老人正在楼下广场接受义务理发服务，老人们（M36、M41、F21、

F25）纷纷向我们表示："现在生活可方便了，社区附近啥都有，看病拿药都很近，有时候还用不到我们自己去，人家小王（网格员之一）他们都帮我们送到家里来，可好了。""他们可关心我们了，经常上家里来问问我们有什么需要，还帮我们干点活，我都不好意思经常麻烦人家。""原来我们这都是农民，现在住到这楼房里，环境可好了，社区还给修花园和电梯，我们自己推着轮椅都能下去晒晒太阳，生活可比之前美多了。"当我们问一些老人心情好不好的时候，老人还有家属都笑着说道："心情好得很，政府给我们盖这么好的房子让我们住，还给我们免费体检，有啥要办的事都不用我们去，就有人帮我们跑下来了，那还要说啥，现在这生活条件这么好，根本没有后顾之忧，那还有啥不高兴的。"

家住西安市莲湖区的蒋奶奶（F37）是一位轻度失能老人，子女工作都很忙，白天家里只有她一个人，她需要依靠拐杖才能缓慢行走，所以社区负责养老工作的人员经常上她家去帮忙。当社区工作人员带我们上门的时候，蒋奶奶看到社区的人就露出了笑容，还说："这小妮可好了，经常上我这来看看我，有时候还帮我干点家务活，我知道她工作忙就不让她往我这跑，但她怕我一个人不行，就经常上我这来看看我。"社区工作人员王阿姨说："我来了主要陪她聊聊天，她整天一个人待在屋里受不了，我来了她高兴，陪她解解闷。"我们跟随网格员入户走访时，蒋奶奶一直表现得十分开心，走的时候还让我们拿一些蔬菜，看得出来蒋奶奶和社区的工作人员关系十分亲密。

社区除了作为服务供给主体之外，还是失能老人家庭信息的主要来源之一。比如在成都调研时，我们发现很多社区主动去收集社区范围内失能人员的信息，并将长期护理保险的政策传递给这些失能家庭，让他们主动去申报长期护理保险从而获得政府提供的福利保障。受访者姚爷爷（M40）的老伴就表示："我们在家调养以后，社区工作人员就上门来了，看到我们这个情况就说我们可以申请长期护理保险。这个长期护理保险还真不错，每个月发钱，然后就有人上门来服务，给他捏捏腿啥的，还给他洗澡，和他聊聊天，现在整天盼着人家来。"社区作为失能老人家庭与外界联系的中介，能帮助失能老人家庭获得关键的资源和服务，有利于提升失能老人的生活质量。

六、社会保障与失能老人心理资本的关系

社会保障对国家、社会乃至个人都具有重要意义，特别是在逆境时期，它不止是一种物质支持，更是一种心理慰藉，具有兜底性的保障功能。遭受自然

灾害、丧亲、伤残是逆境，老年贫困、疾病、失能失智等也是逆境。充足的社会保障供给会极大地提高个体抵御灾害时的韧性，增强灾后的恢复力和重构能力[1]。社会保障于失能老人来说，主要是养老保险、医疗保险、长期照护保险以及其他的一些福利保障，如高龄老人津贴、残疾人津贴等。这些保障给老人提供了经济收入、医疗就诊、康复训练、生活照护等多个方面的保障。因此，我们格外关注社会保障对失能老人心理资本的积极作用。

研究表明，社会保障对老年群体的自我效能、乐观、韧性具有积极影响。如老人领取养老金的水平与个人的自我效能之间存在正相关关系，说明养老金可能是老人自我效能的预测因素[2]。也有学者指出，退休金会影响人们对退休生活的自信心[3]。有独立退休金的老人往往显得自信心十足，自尊心较强，无用感较弱[4]。此外，医保类型与老年患者的自我效能相关，公费医疗保险者依次好于城镇医疗保险者、其他医疗保险者、农村合作医疗者、无医保者；医保报销额度越高，老年患者对他人的依赖越低，就越有利于减轻无用感和自我怀疑，故自我效能越高[5]。

通过对调查数据进行统计分析，在排除其他因素的间接影响后，我们发现养老保险对失能老人的乐观、自我效能、智慧、感恩奉献、生命意义具有积极作用，长期护理保险对失能老人的乐观与宽容体谅具有提升效应，而医疗保险对失能老人的感恩奉献有显著的正向影响（见表4-16和表4-17）。尽管各种社会保障政策对失能老人心理资本的作用效果不一，但总体都能促进失能老人的积极心理状态。其中，养老保险能提升失能老人的经济能力，使其能够面对生活中的困难，减少对子女的经济依赖，从而增强乐观水平和自我效能。医疗保险能减少失能老人的医疗花费，长期照护保险也能缓解失能老人经济负担和照顾负担，这种社会支持使他们更有希望、更加乐观，也更能够宽容自己、体谅家人。

① 张乐、童星：《民生建设的两翼：灾害治理与社会保障》，《探索与争鸣》，2018年第10期，第121页。

② Hur M H：Demographic and socioeconomic determinants of self-efficacy：an empirical study of Korean older adults，The international journal of aging and human development，2018（3）：305.

③ Greenwald L，Copeland C，Vanderhei J：The 2017 retirement confidence survey：many workers lack retirement confidence and feel stressed about retirement preparations，EBRI issue brief，2017（431）：20.

④ 杨晓岚：《老年人主观幸福感的影响因素》，《国际中华神经精神医学杂志》，2005年第1期，第69页。

⑤ 史素丽、郝习君、陈长香：《社区慢性阻塞性肺病老年患者一般自我效能感影响因素》，《中国老年学杂志》，2015年第24期，第7195页。

表 4-16　养老保险与心理资本的回归分析结果

因变量	乐观	自我效能	智慧	感恩奉献	生命意义	心理资本
模型	1	2	3	4	5	6
控制变量						
性别			−0.132*	−0.192**		−0.190**
年龄	0.262**			0.174**		0.180**
患病情况						−0.128*
教育水平			0.187**			
失能程度	−0.225**	−0.425**		−0.132**	−0.248**	−0.241**
自变量						
养老保险	0.115*	0.143**	0.131*	0.148**	0.112*	0.112*
R^2	0.050**	0.179**	0.017**	0.017*	0.061**	0.015*
F	16.431**	65.31**	10.889**	5.560*	19.171**	5.224*

注：* 表示在 0.05 水平（双侧）上显著相关，** 表示在 0.01 水平（双侧）上显著相关。R^2 表示可决系数，反映模型的拟合优度。F 值表示模型整体的统计显著性。

表 4-17　医疗保险 & 长期护理保险与心理资本的回归分析结果

因变量	乐观	宽容体谅	感恩奉献
模型	11	12	13
控制变量			
性别			−0.188**
年龄			
患病情况			
教育水平			
失能程度	−0.233*		
自变量			
医疗保险			0.115*
长期护理保险	0.161*	0.140*	
R^2	0.053**	0.020*	0.035**
F	16.387**	5.769*	10.733**

注：* 表示在 0.05 水平（双侧）上显著相关，** 表示在 0.01 水平（双侧）上显著相关。R^2 表示可决系数，反映模型的拟合优度。F 值表示模型整体的统计显著性。

　　在调查访谈的过程中，我们发现社会保障对失能老人心理资本的促进作用是显而易见的。比如受访者杨爷爷（M38）曾是某勘察设计院的副总工程师，现在 90 多岁高龄，腿脚不便，中重度失能，但是精神头还不错，还能使用电脑、阅读党史读物，我们问到养老保障时，他说道："我现在每个月退休金（有）1 万（到）2 万元，够用了，请了保姆每个月花去 4000，其他的日常花销也用不完，看病也有医保，不用愁钱的问题。"问到其他福利保障时，他还获得了国务院政府特殊津贴。受访者张奶奶（F37）是一位被评为重度一级失能的老人，由于左脑脑梗导致失能后一直由老伴照顾，但整个思维、表达以及情绪都表现不错，相对情况较好。张奶奶告诉我们："我之前在冷饮厂上班，单位买了社保，现在每个月的退休金有 2000～3000 元，平时的治疗花费不算高，小的风寒感冒会去住院，每次住院的费用 1000～2000 元。再加上我老伴的退休金，他一个月（有）4000～5000 元，我们俩的养老金够生活开支了，没得好大经济压力，也不用问女儿要钱。"虽然张奶奶养老金处于中等水平，但足以支撑家庭开支，这给予了张奶奶较强的生活信心，从而保持着积极乐观的生活态度。

　　失能老人常常患有多种慢性病，看病吃药的医疗费用对于他们来说是很大一笔支出，医疗保障在很大程度上减轻了老人及其家庭的负担。81 岁高龄的姚爷爷（M40）也是一位重度一级失能的老人，对于失能这件事接受度比较高，认为生老病死是一种自然的过程，没有产生沮丧情绪。姚爷爷年轻时从事空军相关的工作，而军人的社会保障更加健全。姚爷爷的老伴告诉我们："我老伴非常想得开，也很感激党和国家的政策，他们退伍军人生病住院的话医保基本可以报完，自己只用出很小一部分费用，而且每次生病需要去医院都很方便，省去了排队挂号那些麻烦。而且去同一个医院看病，医生对老头子的情况都很了解。"

　　另外，长期照护保险对失能老人及其家庭有着十分重要的作用。它是一种专门应对失能风险的社会保险，能通过现金补贴、上门服务和技能培训为失能老人提供基本的照护资金和照护服务保障。2017 年成都市开始推行长期照护保险试点工作，在我们的入户访谈时，不少失能老人及其主要照顾者都高度认可长期照护保险给他们带来的好处。如受访者朱奶奶（F21）是一位重度一级失能的老人，住在城乡结合部，长期务农，基本养老保障待遇很低。但自从申请到了长期照护保险后，老人变得比较乐观，积极配合上门照护人员的护理活动，生活状态也逐渐改变。她的儿媳（主要照顾者）给我们讲道："她每个月有 1000 多元的补贴和 4 次上门护理服务，这 1000 多元她个人的日常花销是够了，上门护理做得也很好，每次护工上门来她都很开心，护工一般就是给她按摩、剪指甲、洗头洗澡这些，还可以陪她聊天解闷，我们都很满意这个护工，确实给我减轻了很大的负担，我们都很感激长期护理保险。"受访者黄爷爷（M28）也是长期护理保险的受益者，他由于脑梗死瘫痪在床，肌肉容易僵硬，非常需要按摩和功能训练。黄爷爷的老伴告诉我们："长期护理保险的上门服务可以帮助缓解他肌肉僵硬的问题，每个月有 3 次上门的功能训练服务。护工小袁非常用心，一般规定按摩时间是 30 分钟，很多时候她都会超时，我们都很感激小袁。"社会保障给失能老人的身心都带来了很大的帮助，养老金、医疗保险、长期照护保险等不仅减轻了老人及其家庭的经济负担，而且也使得老人内心更强大，对待生活更加从容、乐观、自信。

第五章 从心到身：失能老人的心理资本重建

对于失能老人而言，关注其功能障碍、患病情况、照料困难、消极心理等负面问题可能会暂时缓解他们的困境，但却难以从内而外地突破困境。《国家"十四五"健康老龄化规划》明确提出，"把积极老龄观、健康老龄化理念融入经济社会发展全过程，持续发展和维护老人健康生活所需要的内在能力，促进实现健康老龄化"。这意味着，传统消极的老年问题视角逐渐向积极发展的老年优势视角转变，在保障老人的生理健康、心理健康、行动能力和社会功能健康的同时，需要突出老人的尊严与主体性，充分发挥其自身功能与内在能力，显著提升他们的安全感、获得感与幸福感。

如何持续发展和维护失能老人健康生活所需要的内在能力呢？我们从积极心理学专家塔亚布·拉希德和马丁·塞利格曼所著的《积极心理学治疗手册》中获得了巨大启发，为本章重建失能老人心理资本提供了积极心理学的理论支持和积极心理干预的方法借鉴。概括来说，积极心理学提供了一种非常有效的方式——积极心理干预，即采取一种"构建优势"的模式，通过将症状与优势、风险与资源、弱点与价值、遗憾与希望结合起来，以一种平衡的方式来缓冲生活中遇到的困境与挑战（如下文中的卡片1~11均是积极心理学的干预方法）。与传统的干预方式相比，这种渐进式的干预方式可以充分激活失能老人主动健康和积极生活的内在能力，不仅能引导他们使用自己的最优资源来处理已知的失能困境，还能进一步防范未知的健康风险，有效避免现有困境给失能老人带来的二次伤害，最终形成一种内生的、持续的、强有力的保护罩，从而维持和提升失能老人的身心健康和生活质量，使其过上充实的、幸福的且有意义的生活。

第一节 积极赋能与信心重建：强化失能老人的意志资本

随着年龄的增长，退休、疾病、失能、丧偶、亲朋离世等诸多消极的、重大的生活危机频频发生，老年个体的心理会受到巨大的冲击。在丧失感、无用感、空虚感及痛苦与悲伤多重交织下，老年群体极易出现焦虑、暴躁、抑郁等消极心理状态，严重影响老人及其家庭的正常生活。对于老人而言，意志资本尤为重要，它能重新激活老年个体对生活的美好期望，使其以顽强的意志与积极的行动应对生活的挑战，重新获得生活的掌控感，从而对冲老龄危机带来的丧失感，保持生活的平衡。从积极心理干预角度来看，我们可以通过积极赋能与信心重建的方法，增强失能老人对未来美好生活的积极信念，使其重新客观认识自身的健康状况与优势能力，减少不必要的消极社会比较，消除造成生活障碍的不良因素，提升失能老人对现有生活的掌控感和成就感，从而强化失能老人的意志资本。

一、以"积极展望"为手段强化失能老人的乐观心态

乐观不仅表现为一种归因思维，还包括对未来整体的积极预期。要提升失能老人的乐观水平，需要逐渐改变其习惯性的归因方式，激活和强化其积极正向的认知。正所谓当一扇门关闭时，另一扇门几乎总会打开。乐观的认知训练就是让失能老人学会打开另一扇门，我们可以引导悲观的失能老人完成"卡片1上：打开一扇门"的乐观训练[①]。首先，需要让失能老人回忆起曾经发生过的非常重要的遗憾之事或失败之事，记录下"打开门"和"关闭门"的经历和感受。其次，需要让失能老人深入分析这些事件是如何发生的，记录下"门关闭"的原因和看法，评估出内心的真实想法，从而改善局限的归因方式和消极的生活预期（无法写作的老人，可以在家人或志愿者的帮助下完成）。

---

① ［加］塔亚布·拉希德、［美］马丁·塞利格曼：《积极心理学治疗手册》，邓之君译，中信出版社，2020年，第238~239页。

卡片 1：打开一扇门

◇ 第一步：记录你打开门和关闭门的经历

当下面三扇门对你关上了，试着想想还有什么其他的门打开了？

①曾经对我关闭的最重要的一扇门是什么？打开的那扇门是什么？

②一扇因运气不好或错失机会而关闭的门是什么？打开的那扇门是什么？

③一扇因失去、拒绝或死亡而向我关闭的门是什么？打开的那扇门是什么？

你是立刻看到门打开了，还是花了一段时间？来自一扇门被关上的失望、悲伤、痛苦或其他负面情绪是否导致你更难找到一扇敞开的门？在未来，你能做些什么来更容易地找到那扇敞开的门？

◇ 第二步：探索如何向自己解释这扇门关闭的原因

从第一步中的三个事例中选择一个，试着评估下面的情形是否符合你内心真实的想法，并根据符合程度进行打分，1 分代表最不符合，7 分代表最符合。

①这扇门关闭主要是因为我。　　　　　　评估得分（　　　）

②这扇门关闭主要是因为其他人或环境。　评估得分（　　　）

③这扇或类似的门将永远关闭。　　　　　评估得分（　　　）

④这扇门暂时关闭了。　　　　　　　　　评估得分（　　　）

⑤这扇关闭的门会毁掉我生活中的一切。　评估得分（　　　）

⑥这扇门只影响了我生活的某一方面。　　评估得分（　　　）

如果你在第①、③、⑤项上得分高（≥12 分），这表明你对关闭的门（挫折、失败和逆境）的解释是个人化的（主要是由于你）、永久性的（不会改变）、泛化的（一扇关闭的门将关闭生活中的许多其他事情）。

如果你在第②、④、⑥项上得分很高，这表明你对关闭的门的解释不是个人化的，是暂时的、局部的（不会影响你生活的所有领域）。这些解释与消极经历后的适应性功能有关。

当完成上述练习后，我们再尝试从认知、心理和行为三个层面进行有针对性的干预：

（1）帮助失能老人客观评估自身的健康状况与生活水平。失能和患病是老年群体最常面临的两大健康挑战。对于较为悲观或自尊心过强的失能老人而言，健康状况的恶化会严重降低其自我评价和正常生活的信心，往往会导致他们将生活的不顺归结于自身的失能与疾病，从而增加其焦虑、抑郁的症状。要改变这种现状，需要帮助失能老人重新认识自身的健康状况，引导他们客观地对自身境况进行归因，并向其传递积极正向的信息，鼓励他们尝试从其他角度看待健康危机。

（2）正确引导失能老人进行有益的社会比较。社会认知理论指出弱势群体的社会认知方式更依赖社会情境，他们的行为也更多地受制于社会情境，社会情境与个体的行为影响着个体的认知[①]。失能老人由于功能障碍，生活中处处存在不便，需要依赖其他人。同时，缺乏自我发展机会，在和自我、他人的比较过程中，更容易降低自我评价和未来预期，产生一种强烈的宿命感、无助感和自卑感。要改善这种社会认知，需要有意引导失能老人进行向下比较，避免向上比较和历史比较。这既能改善其过度消极的自我评价，又能激活其对更弱势群体的同情心，缓解其内心的焦虑、无助与自卑。

（3）鼓励失能老人保持健康生活与社会参与的生活习惯。除了上述两种从心理和认知层面的干预方法，还可以从行为方式间接提升失能老人的乐观水平。导致失能老人悲观消极的重要因素之一就是健康问题，通过改善健康状况可以有效改变其自我评价，从而改变自我认知。第一，引导失能老人保持健康的生活习惯，包括戒烟戒酒、保持良好的睡眠质量、改善膳食结构、进行适当的康复训练等，最终改善其身体健康。第二，在自身身体条件和精力允许的情况下，鼓励失能老人培养有益的兴趣爱好，引导其参与社会活动，与人交往，有利于维持心理健康。

二、以"积极赋能"强化失能老人的心理韧性

心理韧性是一种动态的、有延展性、可开发的心理能力，能否达到韧性状态取决于危害与保护因素之间的抗衡。其中，影响韧性发展的主要因素有韧性资产、韧性危害因素及价值观（事物的意义等）[②]。要增强失能老人的心理韧性可以从以下两个方面进行干预：

（1）减少失能老人韧性危害因素。失能老人韧性危害因素主要是消极生活事件与健康危机带来的心理创伤。因此，减少失能老人韧性危害因素需要特别关注心理慰藉服务，比如对有心理创伤的失能老人采取正念疗法、情景再现疗

---

① 陈琦、刘儒德：《当代教育心理学》，北京师范大学出版社，2007年，第31页。

② Luthar S S, Cicchetti D, Becker B: The construct of resilience: a critical evaluation and guidelines for future work, Child development, 2000 (3): 552.

法（如卡片2：表达性叙事。无法写作的老人可以采用口述或录音）等方法进行心理治疗，促使失能老人转变对逆境和挫折经历的看法和处理方式，逐步从"回避性应对"转变为"处理性应对"，促进失能老人从逆境和挫折中复原并获得成长和发展。

（2）启发失能老人赋予逆境新的价值与意义。引导失能老人从积极的视角、生命历程的视角重新解读生活的困难挫折与危机挑战，赋予刺激事件全新的意义与价值；同时，鼓励失能老人从过往战胜逆境的经历中获得经验与信心，从而强化其解决问题的能力与积极信念，帮助失能老人走出迷茫与困境，最终摆脱消极情绪与意念的影响，维持内心的平衡与宁静，积极从容地生活。

卡片2：表达性叙事

◇ **第一步：记录事件**

请用笔记本或口述（他人代笔）记录你所经历的创伤或消极生活事件。连续4天，每天坚持15～20分钟。

◇ **第二步：释放感受**

在叙事中，试着释放并探索你对生活中的创伤经历或消极生活事件最深的想法和感受。你可以把这段经历和生活的其他部分联系起来，或者把它集中在一个特定的领域。你可以在4天里记录下同样的经历，也可以记录下不同的经历。

◇ **第三步：反思理解**

4天之后，在描述了这次经历之后，请思考这次经历是否对你有帮助：①理解它对你的意义；②了解自己处理类似情况的能力；③从不同的角度理解你的人际关系。

三、以"信心重建"为核心提升失能老人的自我效能

自我效能在生活中主要表现为个体对影响自己生活的事件及对自己的活动水平施加控制能力的信念[①]。影响失能老人自我效能的主要因素包括身体健康

---

① Bandura A：Self－efficacy：toward a unifying theory of behavioral change，Psychological review，1977（2）：194.

状况、个体行为成功经验与替代经验、他人的积极评价与支持。因此，可以从以下几个方面提升失能老人自我效能：

（1）提升失能老人掌控生活的能力。第一，在照护失能老人过程中，照护者需要避免过度照护，要树立尊重、自立的照护理念，鼓励并协助失能老人完成自己力所能及的事情，从而增强其自尊心、自主性与生活控制感。第二，可根据失能老人的现实条件，帮助其设立康复训练计划和老年教育学习计划，制订阶梯式计划表并支持其执行，随着阶段性目标的实现，该计划不断促进失能老人自我效能的提高。

（2）提高失能老人的生活信心与成就感。第一，在条件允许的情况下，鼓励失能老人发挥余热，在社区开展讲座，与年轻学子分享人生经验和知识技能，树立榜样作用，从而增强失能老人的成就感与价值感。第二，培育社区文体自组织、兴趣自组织及教育公益自组织等，吸引失能老人积极参与到活动中。第三，发挥社会工作者的专业心理辅导作用和家庭亲友的亲情支持作用，着力提升失能老人自我效能，以帮助其克服疾病和失能带来的困扰，增强康复信心。

如果上述措施均难以实施，可以进行"卡片3：积极介绍"的练习。先让失能老人写下一个克服困难的积极故事（无法写作的老人，可以在家人或志愿者的帮助下完成），再引导他进一步分析困难是如何被解决的，唤醒他对自身优势的认知，最后鼓励老人与他人分享故事，获得大家的肯定和赞扬，提高失能老人的生活信心和自我效能。

卡片3：积极介绍

◇ 第一步：讲述你的故事

思考一个你以积极的方式处理困难情况的例子。可以是一件大事，也可以是一件小事，但它唤起了你最好的一面。以故事的形式记录出来，要有清晰的开头、中间和积极的结尾。

◇ 第二步：思考你的优势

在这个故事中，是什么帮助你处理了这种情况？请具体描述，如：个人特质，包括坚持、乐观或信念；也包括环境属性，例如来自亲密朋友、家庭成员或职业关系的支持。

◇ 第三步：分享你的故事

将这个故事讲述给你的亲朋好友，听听他们的看法和感受。

第二节　终身学习与思维引导：提升失能老人的认知资本

在漫长的岁月积淀下，丰富的人生阅历赋予老人群体独具特色的积极认知资本，能让老年个体在晚年生活中正确客观看待个体的生老病死与吉凶祸福、亲朋的生离死别与恩怨情仇，以及生活的富贵贫贱与酸甜苦辣等人生课题，并从以往积累的生活经验中寻找适合的应对之法，包括自身心态与认知的调节、应对行为与处理方式的改变、生活方式与日常习惯的调整等诸多方面，最终实现老年社会适应。在退休、疾病、失能、丧偶、亲朋离世等诸多消极事件的打击下，失能老人容易沉溺于这种痛苦之中，无法自拔，短暂失去客观认识和处理失能困境的认知能力。因此，我们可以通过鼓励终身学习的方式，增加失能老人的生活智慧，帮助他们跳脱出悲伤情绪，积极引导他们珍视当下生活，寻找超越时间与生命的精神归属，坦然面对失能、疾病与死亡等悲伤命题。

一、鼓励终身学习，增加失能老人的生活智慧

老年期的智慧来自整合感与绝望感的平衡，个体能在生命周期内完成自我完整性的融合，最终将成熟的希望、意志、目的、能力、忠实、爱和关怀整合为一种综合意义上的智慧[①]。研究发现，失能老人对于人生智慧的反思也介于整合感与绝望感二者之间。那些心理资本强大、生活幸福感强烈的失能老人，能从过往人生经历的整合中获得成熟的智慧。因此，积极引导和促进失能老人对人生历程的反思和学习，并使其在反思和学习过程中完成整合，形成人生成熟的智慧，能有效提升失能老人的心理资本水平。具体的干预方式可以有以下几个方面：

（1）树立持续反思和学习的意识。通过对人生重大事件的重新解释，对自我进行重新审视，并努力接受过往的不可更改和未来的不可期许，努力承认曾经犯下的错误和疏漏，试图在绝望感和整合感之间达成平衡。

---

① ［美］埃里克森 A、［美］埃里克森 J、［美］克福尼克等：《整合与完满：埃里克森论老年》，王大华、刘彩梅译，中国人民大学出版社，2021年，第34~35页。

（2）接纳身边世界和人群的多样性。失能老人要更加关注身边的世界和人群的多样性，以更加宽容、耐心和开放的态度去接纳，而不是逃避，尊重和善待身边的一切事物和人，并将失能接纳为老年生活的一部分。

（3）学会从他人身上汲取整合的智慧。失能老人可以从崇敬的先辈、同时代的人物或者身边朋友、亲属学习人生智慧，并与自身人生经历进行整合，解决自身的困惑和迷茫，塑造整合型智慧。如卡片4所示，我们可以带领失能老人通过构建"积极关系树"重新认识我们身边的亲朋好友，从他们身上学习更多有利的优点，从而形成一套更好的生活智慧（无法绘制的老人，可以在家人或志愿者的帮助下完成）。

卡片4：积极关系树

◇ 第一步：重新认识你的亲朋好友

认真想想在你的人际关系圈中：谁是最乐观的？谁是最幽默的？谁是最快乐的？谁是最有创造力的？谁是最充满爱的？谁是最宽容的？……

◇ 第二步：画出你的积极关系树

当你认识到朋友和家人的优点时，你更有可能欣赏他们，并建立更牢固的联系。此外，了解彼此的优势可能会帮助你对你之前误解的爱人的行为有新的认识。绘制出你的积极关系树（如图所示）。

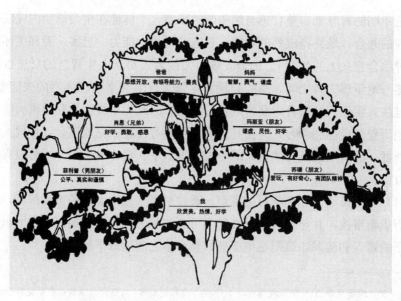

◇ 第三步：反思你的积极关系树

你可以从积极关系树中思考如下问题：①你是否也具有这样的优势？②你能从他们身上学到什么？如何成为更好的自己？③认识世界的方式是否改变？你该如何与他人更好地相处？④如何利用优势让生活变得更好？

二、善用"思维引导"，培养失能老人的乐天知命精神

幸福的重要组成部分是能够控制环境和获得期望结果，而选择的可得性在施加控制和塑造期望结果中起到至关重要的作用。选择可得性的本质在于是选择最大化，还是选择满足。当失能老人预见余下的人生的状况下，仍然选择顺其自然、无忧无虑地生活下去，这就是一种知足、满足的心理状态，即为乐天知命。培养失能老人的乐天知命精神，可以从如下几个方面展开：

（1）帮助失能老人实现力所能及的目标，增强其满足感。生活的很多烦恼源于事情发展不能如愿。对于失能老人而言，这种生活失控感更加明显且频繁，导致其经常抱怨生活，甚至感到焦虑不安。改善这种不满足感的关键之一在于劝诫他们放弃过高的、不切实际或无法改变的目标，并正确引导失能老人合理化生活目标。另外，也不能一味地降低失能老人的生活目标，以免消耗他们的生活激情和求生欲望；应该适当鼓励其努力实现力所能及的目标，并帮助失能老人制订科学合理的执行计划，使之能够如愿以偿，获得满足感。心理学家巴里·施瓦茨提出了十种增强满足感的策略（见卡片5），可引导失能老人学习和尝试。

卡片5：增强满足感的十种策略

◇ 策略1：做一名选择者，而不是挑剔者

选择者能够思考清楚究竟是什么让一个决定变得重要，而不是挑剔所有的选项。要成为一名选择者，你可以尝试：①缩短或消除对不重要的决策的考虑。②问问自己，哪些东西才是你真正想要的。

◇ 策略2：增加满足，减少最大化

为了获得满足，你可以尝试：①想想你生活中的某些时刻，你安心地满足于"足够好"。②仔细检查你在这些方面的选择。③广泛地应用这一策略。

逆境突围：失能老人心理重建与家庭照护

◇ 策略3：想象机会成本

你可以通过尝试以下方法来避免由考虑机会成本而产生的失望：①除非你真的不满意，否则你会坚持你通常买的东西。②你会抗拒"新的"和"改进的"诱惑。③你会采取这样的态度——"除非很痒，否则不要乱抓。"④你不会担心你会错过这个世界提供的所有新事物。

◇ 策略4：让你的决定不可逆转

当一个决策最终被确定时，我们会体验各种各样的心理过程，这些过程会增强我们对所做选择而不是其他选择的感觉。如果一个决策是可逆的，我们就不会以同样的程度体验这些过程。你可以列举出：哪些情况下有可逆的决策，哪些情况下不存在可逆的决策。

◇ 策略5：实践"感恩的态度"

你可以有意识地、更经常地对一个选择的好处心存感激，减少对它的坏处的失望，从而大大改善你的主观体验。

◇ 策略6：减少后悔

你可以通过以下方式减少后悔：①采用满足者的标准，而不是最大化者的标准。②在做出决策之前，减少你的选项的数量。③专注于一个决策中好的方面，而不是对坏的那一方面感到失望。

◇ 策略7：预测适应

在艰难时期，适应使我们能够避免遭受苦难的全面冲击；在经济富裕时期，适应会使我们陷入"享乐状态"，减少我们对美好事物的积极感受。我们可以预测期望是如何随着时间而改变的，从而强化满足感：①如果你买了一个新设备，你可以意识到这种兴奋不会超过两个月。②你可以花更少的时间去寻找完美的东西，这样你就不会有巨大的搜索成本去"分期偿还"你选择的东西所带来的满足感。③你可以提醒自己事情实际上有多好，而不是关注它们比开始时差了多少。

◇ 策略8：控制预期

我们对经验的评价很大程度上受到与预期的差异的影响。因此，要提高对决策结果的满意度，最简单的方法就是降低对决策结果过高的期望。为了让降低期望的任务变得容易些，你可以：①减少你的选项的数量。②做一个满足者而不是最大化者。③允许意外收获。

◇ 策略9：减少社会比较

我们通过社会比较来评估经历的质量，虽然有用，但这往往会降低我们的满意度。你可以尝试以下方式：①你会记得，"带着最多玩具死去的人是赢家"

是一个车尾贴，而不是智慧。②你会专注于什么让你快乐，什么让你的生活有意义。

◇策略 10：学会爱的约束

随着选择的增多，过度的自由会让我们陷入选择的困境之中。在很多情况下，我们要学会把对可能性的限制看作解放，而不是约束。社会为人们做出选择提供了规则、标准和规范，而个人经验创造了习惯。通过决定遵守某条规则（如永远系好安全带），我们避免了一次又一次的深思熟虑。这种遵守规则的行为可以让你腾出时间和精力来思考那些不适用规则的选择和决策。

（2）引导失能老人客观认识事物的发展规律，降低其预期水平。健康危机与死亡威胁是老年群体最难适应的两大难题，其关键在于对事物的客观发展规律缺乏充分的认识，对自身的发展状况存在过高的期望。第一，随着年龄的增长，健康状况大不如前乃是正常规律，不能以年轻时期的健康标准作为老年时期的参考，这需要加强老年群体的健康教育，使之正确把握和接受个体健康的发展规律。第二，随着年龄的增长，知觉未来时间终点临近的感觉越发强烈。忌讳死亡的传统文化观念与当前死亡教育的缺失会使得很多失能老人产生死亡焦虑，这需要加强老年群体的死亡教育，引导其对死亡进行正常化处理、赋予死亡新的超越性意义或寻找生命延续的其他媒介，从而使失能老人自觉、自愿地接受死亡，并在面对自我之死时做到相对的坦然和释然。

第三节　移情感化与同理包容：增强失能老人的情感资本

对于老人而言，失能残障期不仅存在身体的损伤，也充满了精神的折磨，包括落寞沮丧、无用感、歧视、孤独、社会隔离等，这需要更多积极的情感资本来调节和消化这些事件带来的消极情感和情绪，帮助老人看到生活中更多美好的、积极的事物，比如儿女的孝顺、配偶的陪伴、亲朋的关爱、社会的支持等，从而获得更多积极的情感体验，维持内心情感的平衡。因此，我们需要借助积极心理干预的理念，通过移情、共情等方式激活失能老人内在的积极情感，进而缓冲、消磨、吞噬掉生活中不良事件给他们带来的消极情绪，维持失能老人内心的平和与安宁。

一、以移情感化增强失能老人的感恩奉献意识

感恩奉献是一种高尚的品德和情操，能让失能老人感受来自精神信仰和社会支持的积极信号，减少其抑郁、自卑等消极情绪。因此，可以从感恩教育与感恩实践两个层面强化这种积极心态：

（1）感恩教育。第一，通过反复宣传来强化感恩理念教育。家庭、社区、机构、政府等主体可通过线上线下等渠道对老人传递感恩的思想和理念，包括广告宣传、故事视频、社会活动等。第二，通过亲身经历来增强感恩行为教育。家庭成员、照护者、志愿者以及社区工作人员可以通过具体的行为潜移默化地影响老人，比如家庭成员之间多多表达感激感谢，对照护者、志愿者以及社区工作人员表达感恩感谢。

（2）感恩实践。第一，专业的感恩干预手段。家庭成员可以鼓励失能老人回忆每天获得的帮助，大声向帮助者表达感谢，并写下感恩日记，记录表达感恩时的心情和想法（无法写作的老人，可以在家人或志愿者的帮助下完成）（见卡片6）。第二，倡导利他行动。通过红榜表彰、时间银行等手段，鼓励失能老人在自身能力范围内，从家庭出发、从小事做起，通过参与社区失能老人互助、社区志愿活动等为他人提供力所能及的帮助，灵活运用互联网助老平台等为他人提供服务。

卡片6：感恩日志训练

每晚睡觉前，请回忆三件好事（美好的事物）。在每件好事的旁边，至少思考以下三个问题：①为什么今天会发生这样的好事？这对你意味着什么？②你从这件好事中学到了什么？③你或其他人以什么方式为这件好事做了贡献？

日期：	好事的名字	好事的感想
第一件好事		
第二件好事		
第三件好事		

二、以"同理包容"促进失能老人宽容体谅心理的内化

宽容体谅既是一种心态，也是一种减少负面情绪、动机和认知的过程。要提升这种心理状态，就需要从宽容体谅的过程入手。本研究认为可以从情绪、动机和认知三个层面对失能老人的宽容体谅心态进行提升：

（1）帮助失能老人寻找消极情绪的源点，化解消极情绪。在很多情况下，人们无法原谅和宽恕对自己施加伤害的人，关键原因不在于这一消极事件或不利事件对自身产生了多么严重的实际后果，而在于伤害的过程产生的消极情绪无法化解，比如不被尊重、被孤立、耻辱感等。因此，解决问题的关键在于帮助失能老人找到事件背后的消极情绪，通过化解消极情绪、培养积极情绪帮助他们进行心理愈合，改善身心健康，恢复其个人权力感，比如给予他们更多关爱和尊重。

（2）鼓励失能老人学会换位思考，重新认识消极事件。换位思考是最常见的手段。可以尝试帮助失能老人撕掉受害者的标签，跳出受害者陷阱；引导其从对方的立场出发，尝试去理解对方伤害行为或者不利行为背后的原因，对其行为进行合理化解释，运用同理心从情感上与经验上认同对方，从而化解内心的敌意与不满。换位思考尤其适用于家庭成员之间的矛盾与伤害，但对于非常严重的伤害事件（如违法犯罪），换位思考并不意味着完全赦免加害者或放松社会正义的标准，这种方法仅作用于帮助受害者走出陷阱，与自身达成和解。

（3）引导失能老人互换角色立场，寻找宽容的动机。除了换位思考之外，完全改变角色立场，可以从自身挖掘出宽容他人的动机。也就是说，可以引导失能老人回忆一件自己作为加害者犯下错误但最终得到谅解的往事，重新体会当时的内疚心理，以及获得宽容谅解后的如释重负。运用同理心从情感上与经验上去理解对方恳求原谅的心理，最终将谅解以礼物的形式传递下去，获得双方和解，也与自己和解。可以引导失能老人尝试"卡片7：写一份谅解信"的练习，通过回忆、同情、礼物、承诺、坚持五个步骤学会宽恕他人，获得心灵的释怀（无法写作的老人，可以在家人或志愿者的帮助下完成）。

卡片7：写一份谅解信

◇ 第一步：回忆一件事

闭上眼睛，回想一个伤害你的人，你会持续感受到伤害的不良影响。不要

沉溺于自怜。当你回想这件事的时候，深呼吸，慢慢地、平静地呼吸。当你准备好了，睁开眼睛，在白纸上将事件描述出来。你不需要使用真实的名字，可以使用名字的首字母或你能记住的假名。

◇ 第二步：从侵犯者的角度去同情

当生存受到威胁时，侵犯者可能会伤害无辜的人。记住，同理心是宽恕的一个关键因素。同理心包括在情感上和经验上认同他人，而不进行评估。为了帮助你做到这一点，请记住以下几点：①当侵犯者感到他的生存受到威胁时，他可能会伤及无辜。②侵犯者通常处于恐惧、担心和被伤害的状态之中。③侵犯者所处的环境（不一定是他潜在的性格）可能会导致他伤害别人。④侵犯者伤害他人的时候，他通常不会思考，只会猛烈攻击。这一步不容易做到，但要设法编一个可信的故事。请在白纸上写下你认为侵犯者在想什么。

◇ 第三步：宽容谅解的礼物

这是又一个困难的步骤。首先，回忆一件你犯了错，感到内疚，然后得到了宽恕的事情。这是别人给你的礼物，因为你需要它，你很感激这份礼物。请在白纸上写下对事件的描述。

◇ 第四步：公开承诺宽容谅解

公开承诺宽容谅解的方法包括写一封宽容谅解信，写在日记里，或者告诉朋友你做了什么。

◇ 第五步：坚持宽恕

宽恕不是抹去，而是对记忆所携带的标记的更改。不要对过去的记忆耿耿于怀，也不要让自己沉溺其中。不断提醒自己，你已经宽恕了，并阅读你在第四步中写的内容。最后在白纸上列出可能帮助你坚持宽恕的事情，以及可能妨碍或削弱你坚持宽恕的决心的事情。

第四节　个人幸福与社会价值：促进失能老人的核心资本

对于退居二线、时至暮年，甚至疾病缠身、功能退化的失能老人来说，核心资本显得格外重要，它不仅能促进老人的自我和谐，还能减少他们的死亡焦虑。生命意义是老人最核心、最高层次的心理资本，是激活其他心理资本的内在动力源，涵盖了对自我真实性与社会精神性的追寻。心理发展理论指出老年期的发展任务在于自我整合，若无法顺利整合过去生命经验、危机及挫折感，老人可能会失去自我价值、人生意义，乃至产生绝望感。因此，我们需要借助积极心理干预方法，促进失能老人人生历程的整合，帮助他们树立积极的生活取向，找到人生的意义和展望未来的计划。

一、以"幸福追求"为手段激活失能老人的生活动力

失能老人的生命意义感来自对于幸福的理解和追求。家庭、社区或机构可以帮助失能老人正确审视自己所拥有的幸福资源，引导失能老人结合内心深层的意愿。通过设置和谐的愿景目标为失能老人提供一种目标性指向的能量，从而激发失能老人的内在动力，并引导失能老人正确对待挫折。同时，通过对美好未来的投射增强他们的内心动力，使失能老人生活充满希望和幸福感。我们可以引导失能老人完成"卡片8：愿望清单"的练习，通过制定愿望清单、尝试完成愿望、分享自己的喜悦三个步骤帮助失能老人完成心愿，获得晚年幸福（无法写作的老人，可以在家人或志愿者的帮助下完成）。

卡片 8：愿望清单

◇ 第一步：制定愿望清单

在白纸上列出你曾经想要去完成但基于各种原因还没有实现的愿望，并按照从易到难的顺序进行排列。

◇ 第二步：尝试完成愿望

优先挑选出容易完成的愿望逐项去实现，完成心愿的过程别忘了获得亲友的帮助和支持。

◇ 第三步：分享自己的喜悦

记录下自己的经历和感想，和自己的亲朋好友一起分享心愿完成的喜悦，可以将经历发布到朋友圈或其他网络平台，激励更多的人参与。

"愿望清单"是一种面向未来的干预方法，主要是通过激发失能老人内心的渴望，唤起他们生活的动力和目标。这种方式是一种基于美好未来的"超前透支"，一旦实现愿望的过程出现波折，失能老人极易受到打击，可能会陷入更深的绝境之中。因此，使用这种方法时必须借助外部的资源和力量，才能确保实施有效。在外部条件有限的情况下，可以鼓励失能老人尝试"卡片9：享

受生活"来挖掘生活的美好之处，从而获得主观幸福感。享受是有意识地将积极的感觉、情感、感知、思想和信念结合起来，用来欣赏自己当下的生活和经历。比如，失能老人可以通过晒太阳、感恩、放松、赞叹、正念等非常简单的方式，借助与他人分享、建立记忆、自我表扬、敏锐的感知等简单技巧，获得较为积极的情感体验和身心感受。"享受生活"这种策略是面向当下的，其所依托的资源和条件非常简单，不受身心健康水平的限制，所获得的积极体验和感受更为持续长久。

卡片9：享受生活

该表先列出了不同种类的享受体验，然后是你可以用来享受的技巧。

享受的体验	
晒太阳	对自己的成就、好运、幸事和得到的祝福感到非常高兴或满意。
感恩	表达感谢，表达感激之情。
放松	在体验身体上的舒适和感官享受时获得极大的快乐（且不表现出抑制）。
赞叹	充满好奇或惊讶的。美丽常常引起赞叹，练习美德也可以激发赞叹。
正念	对自己、周围环境和他人的觉察、注意和观察的状态。
享受的技巧	
与他人分享	你可以与他人分享一段经历，告诉他人你有多珍惜这一刻。
建立记忆	在脑海里记下一件事的场景，或者获取一个有形的纪念品，然后和其他人一起回忆。
自我表扬	不要害怕骄傲，与他人分享你的成就，这是在真诚和诚实地祝贺你对追求有意义的事情的坚持。
敏锐的感知	这包括专注于特定的元素，并屏蔽掉其他的。例如，大多数人花更多的时间去思考如何纠正错误（或即将出错的事情），而不是享受正确的事情。

选择一种你想尝试的享受技巧，然后写下你会在日常生活中使用这个技巧的时间、地点和频率。

二、以"社会价值"为核心激活失能老人的生存动机

社会活动参与对提高失能老人的生命意义感具有重要作用，而生命意义感

又能充分激活失能老人的生存动机。一方面，我们可以帮助失能老人树立终身学习的意识，根据自身特点参加老年大学、老年服务中心、社区大学等单位所开设的课程，提升生活参与的能力、人际交往的能力等。另一方面，我们可以引导失能老人转变自身角色，从被动的受照顾者变为学习者或助人者，例如学习中医、练太极、手机上网等，并在学习过程中积极帮助他人，从而增加成就感，提升生命意义感。最后，我们还可以进一步强化失能老人的参与意识，让其根据自身不同情况，适当参加社区和社会公益活动，通过与外界的互动接触，提高对自身能力与价值认同，并在此过程中获得更多的社会支持网络，促进生命意义的寻求和体验。

失能老人可以根据卡片10，建立自己的积极遗产清单。它既可以是具体的（如一本书），也可以是抽象的（如美好品质）；既可以是宏大的（如文化传承），也可以是微小的（如一张照片）；既可以是面向世界的（如技术创新），也可以是留给亲友的（如美好回忆）。积极遗产需要能够体现失能老人的意志精神，突出他们的优势和能力，还应该是可以实现的，才能真正激发出他们内在的社会价值感和人生追求，从而激活他们的生存动机（无法写作的老人，可以在家人或志愿者的帮助下完成）。

卡片 10：开发你的积极遗产

◇ 第一步：制定积极遗产清单

展望未来的生活，你希望它是什么样子？你希望最亲近的人如何记住你？他们会提到你的哪些成就或者如何评价你？

换句话说，你希望你能为这个世界留下什么？在白纸上写下来。不要谦虚，要实事求是。

◇ 第二步：制订实施计划

写完后回顾自己所写的内容，问问自己是否有计划来创造一个既现实又在你能力范围内的遗产，可以将计划写下来。

◇ 第三步：实施自己的计划

三个月或半年以后再读一遍，问问自己在实现目标的过程中是否取得了进步。如果出现了新的目标，可以随时修改。

当身心健康状况受限时，也可以鼓励失能老人尝试"卡片11：时间的礼物"来激发他们的社会价值感。他们可以从《礼物》这一视频中获得启发，利用自身的优势，花费时间为亲朋好友制作力所能及的礼物，如制作一本周年纪念册、养一盆好看的花、编织一条围巾、歌唱一首动听的歌等，并与接受礼物的亲朋好友共同分享这段经历和感受（无法完成礼物制作的老人，可以在家人或志愿者的帮助下完成）。

卡片 11：时间的礼物

◇ 第一步：观看视频

与亲友一起浏览新加坡感人短片《礼物》（片长 7 分 30 秒，可在各视频网站搜索观看）。

◇ 第二步：观后感

尝试讨论这些问题：这个视频中什么最吸引你？这些材料是否让你想起你自己的利他经历？如何帮助那些认为自己一无所有或拥有很少的人去给予？

◇ 第三步：制作时间的礼物

尝试向你关心的人送出"时间的礼物"。在你力所能及的范围内，利用你的优势为他们做一件需要很多时间的礼物，例如周年纪念册、美味的晚餐、养一盆好看的花、制作一条围巾等。

◇ 第四步：记录你的经历

完成礼物后，写下你送出"时间的礼物"的经历。一定要准确记录你做了什么，花了多长时间，你有什么感想；以及亲友收到礼物后，你是什么样的心情。

下篇 ○ XIA PIAN

失能老人家庭逆境跨越

随着老龄化进程的加速，失能老人家庭的困境引起了广泛的关注。人们常常感叹："一人失能，全家失衡。"这句话揭示了失能老人家庭所面临的压力和挑战。但现实中我们又常常发现一些家庭成功地克服了这些困难，并为失能老人提供了温馨的家庭环境和充分的关爱。究竟这些失能老人家庭逆境跨越的动力从何而来？家庭活力如何被重塑与激发？失能老人家庭照护质量又如何提升？本篇将从家庭抗逆力角度探讨说明。对于家庭抗逆力概念目前尚无明确一致的定义。本研究主要借鉴沃尔什（Walsh）提出的家庭抗逆力理论框架，其认为家庭抗逆力是以家庭为单位在面临种种挑战和危机时，通过家庭信念体系、组织模式及沟通过程等方面的灵活改变应对逆境，透过危机达成个人能力的提升和家庭关系改善的自我修复能力①。家庭信念系统、家庭组织模式及家庭沟通过程是构成家庭抗逆力的三大关键要素。家庭信念系统包括为逆境创造意义、正面的展望、超然性与灵性，家庭组织模式包含家庭的弹性、联结感以及社会与经济资源，家庭沟通过程包括沟通的清晰性、坦诚的情感分享与合作解决问题。

---

　　① Walsh F: A family resilience framework: innovative practice applications, Family relations, 2002 (2): 130—137.

第六章 家的力量：失能老人家庭抗逆力

目前关于失能老人家庭抗逆力的研究成果鲜少，西方的家庭抗逆力理论是否适用于我国的失能老人家庭呢？如果概念维度相同，那么其中的二级指标会有何差异？如何体现我国独特的家庭文化呢？由此我们需要构建失能老人家庭抗逆力内涵及要素，厘清家庭抗逆力与失能老人照护的关系。

第一节 失能老人家庭抗逆力是什么？

利用深度访谈与扎根理论分析方法，我们从 2021 年 1 月至 2022 年 8 月，累计访谈了 30 个失能老人家庭，访谈时间均在 60 至 120 分钟。访谈对象的基本情况表如表 6-1 所示，其中包括 14 名男性，16 名女性；年龄最小者 63 岁，年龄最大者 94 岁，平均年龄 80.5 岁；退休前的职业包括教师、医生、公务员、工人、农民等；失能程度为重度 1 级的有 22 人，2 级的有 5 人，3 级的有 3 人；配偶健在的有 17 人；有 27 人与配偶或子女一起居住；被访谈老人现存的子女人数从 1 到 8 人不等。

在受访者知情且征得同意的前提下，我们采用半结构化的访谈方式收集一手资料，访谈的主要内容有：①失能老人的基本信息；②失能老人家庭成员的情况，包括个性特征、经济特征、相互关系及交往频率；③老人失能后的家庭变化及其原因；④家庭成员和老人自身如何看待失能；⑤目前的照护情况和安排；⑥照护过程中存在的困难以及如何看待和处理；⑦照护过程中家庭关系有无发生变化，家庭成员之间有无互相帮助和沟通协商；⑧主要照护者和其他家庭成员有无情绪失控现象，若有则如何看待和解决；⑨家庭现状是否会在未来得到改善以及如何改善。

表 6-1　访谈对象基本信息表

编号	案例编号	案例名称	年龄	性别	职业	失能程度	配偶情况	存活子女数	居住状况
F1	案例 1	罗奶奶家	84	女	大学教授	重度 1 级	去世	2	与子女居住
F2	案例 7	祁奶奶家	69	女	未知	重度 3 级	健在	2	与配偶居住
F3	案例 4	林奶奶家	80	女	农民	重度 1 级	去世	3	与子女居住
F4	案例 3	董奶奶家	69	女	农民	重度 2 级	健在	4	与配偶、子女居住
F5	案例 9	陈奶奶家	90	女	未知	重度 1 级	去世	4	与子女居住
F6	案例 10	崔奶奶家	79	女	农民	重度 3 级	健在	5	与配偶居住
F7	案例 12	黄奶奶家	70	女	农民	重度 2 级	去世	3	机构
F8	案例 14	朱奶奶家	89	女	农民	重度 1 级	去世	4	与子女居住
F9	案例 17	陈奶奶家	81	女	工人	重度 1 级	健在	1	与配偶居住
F10	案例 19	李奶奶家	77	女	农民	重度 2 级	健在	5	与配偶、子女居住
F11	案例 20	张奶奶家	66	女	工人	重度 1 级	健在	1	与配偶、子女居住
F12	案例 22	刘奶奶家	89	女	未知	重度 1 级	健在	4	与配偶、子女居住
F13	案例 25	李奶奶家	90	女	医生	重度 1 级	去世	1	与子女居住
F14	案例 26	杨奶奶家	84	女	军属	重度 1 级	去世	3	与保姆居住
F15	案例 28	蒲奶奶家	87	女	教师	重度 1 级	去世	3	与子女居住
F16	案例 30	张奶奶家	94	女	公务员	重度 1 级	去世	8	与子女居住
M1	案例 2	赵爷爷家	67	男	中医	重度 1 级	健在	1	与配偶、子女居住
M2	案例 15	蒋爷爷家	73	男	公务员	重度 3 级	健在	2	与配偶居住
M3	案例 6	张爷爷家	89	男	未知	重度 1 级	去世	3	与子女居住
M4	案例 8	章爷爷家	84	男	农民	重度 1 级	去世	7	与子女居住
M5	案例 11	白爷爷家	90	男	军人	重度 2 级	去世	6	与子女居住
M6	案例 13	黄爷爷家	83	男	工人	重度 1 级	健在	1	与配偶、子女居住
M7	案例 5	陈爷爷家	73	男	工人	重度 2 级	去世	1	与保姆居住
M8	案例 16	瞿爷爷家	83	男	医生	重度 1 级	健在	3	与配偶居住
M9	案例 18	金爷爷家	81	男	工人	重度 1 级	健在	1	与配偶、子女居住
M10	案例 21	朱爷爷家	89	男	军人	重度 1 级	健在	2	与配偶居住
M11	案例 23	姚爷爷家	81	男	军人	重度 1 级	健在	2	与配偶居住
M12	案例 24	黄爷爷家	63	男	农民	重度 1 级	健在	2	与配偶、子女居住
M13	案例 27	朱爷爷家	80	男	军人	重度 1 级	健在	2	与配偶居住

编号	案例编号	案例名称	年龄	性别	职业	失能程度	配偶情况	存活子女数	居住状况
M14	案例29	钱爷爷家	81	男	教师	重度1级	健在	1	与配偶居住

资料来源：由研究团队调研获得。

在访谈完成后及时对访谈录音进行转录，形成文本记录，并将访谈人现场记录的访谈笔记和后期整理的访谈日志相结合，汇总成为完整的文本资料。随后，利用Nvivo11软件对所有文本资料进行三级编码。在一级（开放式）编码中，我们对于失能老人家庭抗逆力的所有相关语句进行提炼和逐句编码，包括家庭结构、照护方式、价值观念、资源类别、生活态度、家庭关系、相处状态等内容，编码的具体内容以原材料中的关键词和语句为主，最大限度地保留原始材料的表述方式结果。在二级（关联式）编码过程中，我们对开放编码进行反复比较分析，对其概念和内涵之间的关系进行梳理和分类汇总。在三级（核心式）编码时，我们在综合和系统分析的基础上，尝试构建出更大范围的理论框架，因此不断对原始语句、一级编码和二级编码进行对比分析并挖掘它们之间的内在联系。经过文本编码分析后，形成自由节点399个、一级编码34个、二级编码11个、三级编码4个，如表6-2所示。

表6-2　家庭抗逆力编码表

核心编码	关联编码	开放编码及频次	典型例子
家庭行动系统	团结的组织模式	合作分工的照护团队（32）	保姆或护工和家人分工照护。
			老伴主要负责黄爷爷的日常起居，如穿衣、吃饭、洗澡等，女儿和孙女负责做饭、做家务，给黄爷爷按摩。
			由大女儿和李奶奶的配偶一起负责李奶奶的日常起居，如穿衣、吃饭、洗澡、换洗等，每天会一起把李奶奶抬下楼去转一转，经常给她按摩。
		公平分配的照护模式（13）	这两家主要负责经济，小儿子家庭管生活。
			三个子女轮流照护，一个人照顾20天左右。
			八个子女均为体制内公务人员，其中四个子女在成都按天轮着照护张奶奶，其余四个子女均在外地定居，偶尔回来看望，日常开支来自张奶奶自身退休金及积蓄。

核心编码	关联编码	开放编码及频次	典型例子
家庭行动系统	团结的组织模式	灵活调整的家庭结构（10）	前期为方便照顾，为父母租了一套房。
			子女商量，专门租了一套房子，请了一个护工专门服侍她。
			老人失能之后，需要人照顾，二女儿就辞掉了自己的工作，在医院和家里全程照顾李奶奶。
		共同协商的决策方式（9）	家庭成员会时常沟通交流，也会与老人在一起聊天。
			协商出了大家一致相对满意的方案。
			家人共同商量雇用保姆一起照顾。
	包容的应对方式	全面考虑老人需求（18）	女婿的照护很全面，会帮老人洗澡，空闲时陪老人聊天。
			尽量按照老人的胃口来做。
			给老人找点她喜欢做的事情、能够做的事情。
			在吃、穿、住、行上根据老人需求和状态改善环境和照护方式。
		耐心平和照护老人（18）	顺着老人，尽心照顾，不与老人发生争吵。
			和老人相处一定要有耐心。
			把老人视为孩子来照护，心态非常包容。
			对老人还是要足够的耐心和足够的时间陪着她。
		重视日常聊天陪伴（13）	家庭关系比较融洽，日常的亲情陪伴情况良好。
			保姆负责日常照护，妻女在空闲的时候会在家里提供一些帮助，主要是跟老人聊聊天。
			更多的时候，她都会以陪伴为主，毕竟老人到了这一步。
	积极的发展策略	维持家庭社会参与（12）	每天都有充分的社交活动，还有子女陪伴，家庭幸福指数非常高。
			她会偶尔邀请友人来到家中品鉴茶艺、开金秋茶会，自己不断地读、写感悟，养花，充实自己的生活。
			节假日会开车带老人出游，老人生病时也是由二儿子开车接送去医院。
			朱爷爷和奶奶每天都会出门遛弯。

续表

核心编码	关联编码	开放编码及频次	典型例子
家庭行动系统	积极的发展策略	自觉反思不断改善（10）	自己会花费更多的时间和体力来照顾老人。
			培训后改变传统的孝道照护理念，改用荷兰康复理念鼓励老人自食其力。
			杨奶奶的女儿也在主动向护工寻求帮助，了解是否需要心理咨询或者失能失智老人的家属群相互纾解。
			我们之前一直忙着做生意，也没有怎么照顾爷爷，这是应该做的。
		及时调节照护压力（8）	家人都会及时调整自己的情绪，并且从未耽误过陈爷爷的治疗。
			采取了一些措施缓解这方面的照护压力。
			护理糟心的时候会打电话给两个妹妹诉诉苦，排解一下负面情绪。
			会抱怨几句、骂几句，发泄一下就好了，不会太放在心上。
			站桩、打坐，调整身心，学习传统文化，从内而外拓展身心。
		改善被照护者心态（6）	蒲奶奶的女儿十分关注蒲奶奶的心理状况，给老人换了病房。
			通过家庭成员不断地安抚才慢慢缓解了悲观的心态。老人更喜欢孙子辈，会有欣慰的笑容。
			家里人会想办法故意引导朱爷爷开口说话，也常常会带朱爷爷出门游玩，积极帮助朱爷爷打开心扉。
家庭资源系统	家庭内部资源	家庭人力资源（30）	张奶奶生育八个子女，其中二儿六女，均已退休。
			李奶奶与老伴生育六个子女。
			二女儿每天都会给朱爷爷做针灸。
			为了照护老人自学了中医。

核心编码	关联编码	开放编码及频次	典型例子
家庭资源系统	家庭内部资源	经济物质资源（16）	退休金有六七千元，医保卡里每月的钱足够他的药费。
			瞿爷爷自己退休金能有 8000 多元。
			老两口每个月的退休金和长期护理保险差不多能有小一万元的收入。
			家庭因为比较富裕，因此对于经济上的负担并不突出。
			家里经济积蓄多。
	社会结构资源	政府支持（18）	参加了长期护理保险，每个月能拿一千多元的补贴，作用很大。
			镇政府民政处有去看望考察，享受了一年低保待遇。
			老人目前一日三餐都有政府的"颐养之家"保障。
		机构支持（5）	医院开通了网上挂号，在线诊疗开药以及送药服务，较好地解决了购药问题。
			现在黄爷爷的病情管理主要是由三医院的肖老师长期负责，每三个月检查一次，经常电话回访。
		社区支持（2）	在家调养时，社区工作人员看到情况后反映其可以申请长期照护保险。
			社区给李奶奶办理了残疾证，每个月大概能得到 100 元左右。
	社交网络资源	亲戚支持（11）	亲戚朋友有些时候会帮助他们，给钱或者上门看望，联系比较紧密。
			依靠几个本家的兄弟姐妹来帮忙值班和陪护。
		朋友支持（10）	两夫妻的海南同学曾经有给过他们一些钱，支援他们。
			老人曾经的一些病人，还为老人提供了照护服务。
			女儿以及学生们三天两头就会前来看望，补充家里的食物、物品等。

续表

核心编码	关联编码	开放编码及频次	典型例子
家庭信念系统	积极的应对心态	乐观（26）	积极乐观，非常外向，经常会引导朱爷爷说话，了解朱爷爷生活的习惯和喜好，生活态度很积极。
			钱爷爷的老伴始终让自己保持乐观正能量的状态，积极地面对生活，把生活给她的一切打击都变成美好的诗，每天把自己的精神世界充实得满满当当。
			他妻子一直都会带着他积极的治疗，本人也会积极配合治疗。
		适应（8）	心态上已经逐渐接受这个事情，很平和。
			老人自己认为无所谓，生老病死是一种自然的过程，"既来之则安之"，没有产生沮丧情绪，接受度比较高。
		自我效能（7）	能自己走的情况下，他还是会坚持自己独立走完一段路程，不要别人搀扶。
			鼓励蒲奶奶尽量下床吃饭，能去厕所排便尽量去厕所，鼓励她能做的事情自己做。
			配偶对自己充满信心，认为自己能很好地照顾姚爷爷。
		希望（7）	生活状况和生活质量会逐步改善，不断提升。
			对于未来，蒲奶奶的家属肯定是抱有希望的。
		感恩（5）	很多时候还是心存感恩的。
			老人具有很强的感恩和奉献精神，他非常感激党和国家、社会对他的帮助和支持。
			很感谢他的妻子不嫌弃他、照顾他，妻子是他离不开的翻译官，是最懂他的人。
		坚韧（5）	凭借坚强的意志，李奶奶从瘫痪中恢复了过来。
			在情况有所好转之后，依旧给女儿表达了强烈的求生欲望。

核心编码	关联编码	开放编码及频次	典型例子
家庭信念系统	逆境的意义重塑	照顾父母是孝道责任（15）	照顾老人是自己应尽的义务。
			从中国的孝道来讲，孩子应该照顾自己的父母。
			自己对老人要负责任，养老是一生的责任。
			照顾老人是子女应尽的职责，希望尽自己所能让老人家过得舒服。
			照护老太太属于子女的责任，是人伦的一部分，是应该做的。
		老人失能是正常现象（6）	失能是老人变老的自然现象。
			老人的失能对家庭打击不是特别大，认为老人这种情况是年龄大了的自然现象。
			父亲失能是一个正常的衰老现象，虽然给自己的生活造成了一定不便，但作为子女还是应当做到位。
		照护父母能提升自己（4）	这只是对于人生的一场修行。
			是一种难得的试验和尝试，有一种很强的成就感。
			甚至视为自己事业的延伸部分。
		照护父母是家教传承（3）	照护母亲也能教育子女，言传身教，教会自己的女儿做人。
			我们的家教就是要求善待老人。
家庭关系系统	强化的沟通联系	回家看望增加（23）	女儿每周来三次，陪护陈奶奶。
			女儿以及学生们三天两头就会前来看望，补充家里的食物、物品等。
			三女儿和小女儿看望次数较多，二人经常一起去看望老人。
		电话沟通频繁（7）	后面老人住院之后，大女儿和她儿子打电话的时间都多了很多。
			相互之间的关系还是很密切，经常电话视频沟通。
			她每周都会给老人打电话。

核心编码	关联编码	开放编码及频次	典型例子
家庭关系系统	深厚的情感联结	家庭情感深厚（16）	无论如何都会倾其所有来照护蒲奶奶。
			黄爷爷的老伴还是尽心尽力照护，因为她不愿意丈夫变成植物人，也不愿意他去世。
			很感谢他的妻子不嫌弃他、照顾他，妻子是他离不开的翻译官，是最懂他的人。
		家庭关系融洽（12）	母女关系更为亲密。
			家庭成员之间关系很融洽，基本上每个周末女儿们都会回家看望老人或者带老人出门游玩。
			家庭氛围还是很融洽，没有因为照顾老人发生争吵和不愉快。
	互助的家庭氛围	家庭互帮互助（10）	周末可以由三女儿来照看一下，大女儿可以放松一下。
			确实有事情的话，会打电话给妹妹说，让他们帮忙照顾一段时间。
			大女儿虽然嫁出去了，但是也会在需要的时候过来搭把手。
		全家团结一致（4）	蒲奶奶的家庭氛围十分融洽团结，一家人都想办法让老人好转。
			干部家庭的家风良好，子女众多，比较团结一心。
			现在全家的任务都是照顾瞿爷爷，包括配药、看病、日常护理等。

　　基于扎根理论分析，我们得到了失能老人家庭抗逆力内涵及其构成要素。失能老人家庭抗逆力是指以家庭为单位，在面临老人失能的挑战和危机时，通过家庭信念系统、资源系统、行动系统和关系系统的灵活改变与相互作用，从而达成失能老人个体生活质量与家庭成长的自我修复能力。其构成要素包括家庭信念系统、家庭资源系统、家庭行动系统及家庭关系系统。四个维度下包含不同的二级变量。家庭行动系统是家庭抗逆力最为核心的支撑，具有最为直接的影响，团结合理的应对行动可以帮助家庭直面老人失能逆境，延缓甚至是改善这种不利局面，从而提升家庭抗逆力水平。家庭信念系统是家庭抗逆力的动力源泉，积极乐观的心态和对失能逆境的正面认知可以减轻失能老人及其家人心理压力和负担，赋予其对抗逆境的精神力量。家庭资源系统是家庭抗逆力的

有力保障，拥有丰富的内外部资源的家庭可以获得更好的照护资源以及照护效果，保障家庭抗逆力的延续。家庭关系系统是家庭抗逆力的联结纽带，和谐互助的家庭关系联结着家庭核心成员，增强家庭凝聚力，以促使转化成为积极的家庭应对行动，从而突破失能逆境。失能老人家庭抗逆力要素结构如图6-1所示。

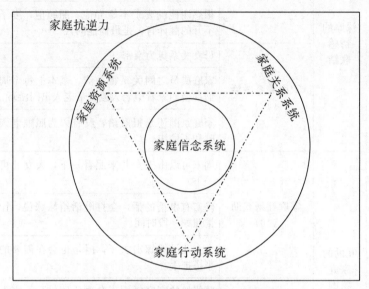

图6-1　失能老人家庭抗逆力要素结构

第二节　失能老人家庭抗逆力的系统构成

一、家庭行动系统：失能老人家庭抗逆力的核心支撑

家庭行动系统是指家庭成员为应对老人失能照护而采取的系列行为。一般而言，老人失能状况会引起家庭主要成员行为的调整变化，比如照护者时间分配与任务分工，照护者之间的沟通与协调等。根据扎根理论分析结果，失能老人家庭行动系统包括团结的组织模式、包容的应对方式以及积极的发展策略。

（1）团结的组织模式：在面对老人失能时，家庭首先会改变其组织模式。一是形成合作分工的照护团队，由失能老人的配偶、子女及其孙辈，负责其日常起居、服药求医等，同时给予失能老人相应的陪伴和经济支持；在家庭经济条件支持下，聘请保姆或护工来减轻家人照料的压力与负担；同时，所在社区也会提供相应的上门照护服务，如理发、洗澡等，形成照护合力。二是保持公平分配的照护模式，失能老人的子女往往按照天数轮流照护，或者根据各自的经济水平及距离远近选择提供经济支持或日常照护。三是采用灵活调整的家庭结构，比如为方便照顾失能老人，其子女选择搬来与父母同住或将老人接入自己家中。四是采取协商的决策方式，尤其是面对重大问题时，家人们会以电话沟通或线下见面的方式协商出大家相对满意的解决方案。

（2）包容的应对方式：一是全面考虑老人需求，根据其状态改变照护环境和照护方式，如访谈中多人提到"我就尽量按照她的胃口来做""给老人找点她喜欢做的事情、能够做的事情"。二是耐心平和照护老人，在照护过程中保持心态平和，如"把母亲视为孩子来照护，心态非常包容""顺着老人尽心照顾，不与老人发生争吵"。三是重视日常聊天陪伴，帮助老人消除孤独感，如"只要有空闲，就会来家里跟他说说话""尝试多与她沟通，让她感受到子女对她的爱"。

（3）积极的发展策略：一是维持家庭社会参与，让失能老人拥有子女陪伴的同时，继续维持充分的社交活动，如出门遛弯、定期出游，或是邀请亲朋好友来家中常聚。二是自觉反思不断改善，如反思自己的照护态度，改进治疗方法，如有受访者提到"培训后改变传统的孝道照护理念，改用荷兰康复理念鼓励老人自食其力"。三是及时调节照护压力，通过及时调整情绪，尽量不影响后续的照护工作，如"护理糟心的时候会打电话给两个妹妹诉诉苦，排解一下负面情绪"。四是改善被照护者心态，从失能初期缓解老人难以接受的心理，到不断对老人进行安抚和心理建设，逐渐改善老人的心理状态。

面对危机或长期的逆境，家庭必须根据具体情况重新调整组织模式，对深陷困境的家庭成员施以援手，采用更加包容的方式与其共同应对，并制定积极的发展策略，在战胜逆境的同时获得新的成长与发展，以适应新的挑战或改变。

首先，家庭根据老人失能重新调整组织模式，老人子女所在的核心家庭以老人为核心，形成一个团结协作的照护团队。其中一些家庭成员负责日常起居，帮助建立起日常生活的稳定感；另外一些则在共同协商的过程中作为强有力的领导，维持和恢复家庭生活秩序。在维持家庭稳定运行的同时，也保持灵活性，如及时调整家庭结构，以便为老人带来最好的照护环境。

较之于一般老人，失能老人身心更为脆弱也更为独特，面对失能这样的人生变数，老人会产生怨恨、焦虑、抑郁，乃至自杀等负面情绪，由此也会影响家庭氛围，使得家庭成员变得紧张、压抑。因此，全面考虑老人需求，根据其状态改变照护环境和照护方式，并给予充分的聊天陪伴，有助于消除失能老人负面情绪，帮助其建立稳定感和安全感。

其次，经历了负性生活事件的家庭不仅要从逆境中挣脱出来，更应该采取积极的策略获得进一步的成长与发展。一是维持家庭社会参与，失能对老人的身心健康具有极大的冲击，社会参与则可以显著缓解近期和早期负性生活事件对老人健康的冲击。二是自觉反思不断改善，在照护老人的过程中不断习得经验，并进一步改善提高。三是及时调节照护压力，从照料者的角度看，家庭照料也会影响照料者的身体健康和心理健康，所以及时排解照护压力有利于后期的持续照护和家庭和谐。四是改善被照护者心态，失能容易产生"由身至心"的递推效应，对老人的心理健康产生不利影响，通过安抚、聊天等方式减轻其影响程度，可以增强其求生欲望与心理资本。

二、家庭资源系统：失能老人家庭抗逆力的有力保障

家庭资源系统是指失能老人家庭能动员使用的人力、经济及社会资源等。根据扎根理论分析结果，资源按来源可分成家庭内部资源、社会结构资源和社交网络资源。

（1）家庭内部资源：家庭内部资源主要分为家庭人力资源和经济物质资源。前者主要指失能老人家庭中能够参与照护的人手，包括但不限于子女、保姆和护工等；后者指的是老人的养老金或退休金，以及家庭整体的经济情况，比如子女经济条件、享受的医保待遇等方面。

（2）社会结构资源：社会结构资源包含政府支持、机构支持和社区支持三个方面。政府支持指长期护理保险、低保以及特殊帮扶救助等社会保障项目。此外还有一些家庭提到政府牵头成立的为失能老人家庭提供便利的特殊帮扶。机构支持指社会组织或营利性机构提供的照护支持，比如养老院、医院等。社区支持主要是指在社区范围内获得的支持，比如帮助申请特殊惠民政策、及时提供相关信息、上门慰问等服务。

（3）社交网络资源：社交网络资源是失能老人家庭通过血缘、地缘或者业缘关系获得的可利用的更广泛的社会资源，例如亲戚、朋友、学生、老师等非家庭核心成员及相关组织。

在我们的访谈过程中，有过半数的家庭都提到亲戚、朋友、学生、客户等

家人以外的群体都在经济或照护方面提供了一定的支援，这些外部支持在经济上和人力上都是失能老人家庭重要的外部资源。

三、家庭信念系统：失能老人家庭抗逆力的动力源泉

家庭信念系统是指家庭成员对失能的看法和应对的态度。根据扎根理论分析结果，家庭信念系统包括积极的应对心态及逆境的意义重塑。

（1）积极的应对心态：积极的应对心态指失能老人及其家庭照护成员在长期的应对失能过程中所表现出的心理状态，包括乐观、适应、自我效能、希望、感恩和坚韧。乐观表现为总是对事情抱有好的预期，整体呈现出积极的性格倾向。比如案例中，有的老人非常积极地配合治疗，从未表现出消极的应对心态；有的家庭成员始终充满乐观正能量，引导失能老人积极地面对生活等。适应是指在新环境或新状态下，能够主动调整自己，以在身体和心理上习惯新的状态或处境的能力。面对失能这一身体状态的重大消极变化，适应能力强的老人会调整自己的心态从而能够坦然接受，以平和的心态去积极延缓甚至改善失能程度。自我效能的定义为"个体对自己在特定环境下激发动机、调动认知资源和采取必要行动来成功完成某项特定工作的信念"，比如失能老人坚持锻炼延缓功能退化、充满信心以及不断练习实现康复。希望表示一种寄托和憧憬，即内心期待某种好的结果未来将会发生的一种愿望，比如受访者表示希望老人的健康能够不再恶化甚至有所好转、希望生活质量不断提高等，这种憧憬和期待也将会是他们不断与失能作斗争的激励力量。感恩是接受馈赠或帮助时的一种愉悦情感反应，与满足、幸福与骄傲等积极情感密切相关，一些失能老人表现出很强烈的感恩情感，如感恩妻子的照护与付出、对党和国家心存感激、感激帮助过他的人，这些老人在应对失能时往往表现出积极的心理状态。坚韧是指老人能够承受逆境、挫折、失败等打击，并从中恢复的能力。

（2）逆境的意义重塑：在信念系统中，除了应对失能的积极心态外，家人如何看待失能现象的态度或观念也对照护效果至关重要。面对老人失能，其赋予家人的第一重意义是将照顾父母看作一种孝道责任，即照顾老人、为老人养老是我国几千年"孝"文化下的责任和义务，是人伦道德的一部分。第二重意义是认为老人失能是一种正常现象，即失能是高龄引发的自然衰老现象，因而不会因为这种变故带来很大的心理和精神压力，照护人员能够更平和地面对老人的失能问题。第三重意义是照护者将照护失能老人当作一种人生的修行，从而在经历这场修行的过程中不断提升自己，尤其是当经过照护者的悉心照料老

人出现延缓衰退甚至有所好转的情况时，照护者会从中收获巨大的成就感。有受访者表示照护老人时的学习和实践是自己事业的延伸和精神的修炼。由此可见，当逆境被赋予修行的意义时，可以化被动应对为主动照料，对照护双方都有十分积极的影响。逆境被赋予的最后一重意义是照护父母成为家庭孝道言传身教的重要部分。上一代成年子女将照护父母看作是一种责任和义务，同样这种主动照护的行为也是对下一代的有形教育，成年子女以身作则为下一代传承孝顺父母的精神，以此保证他们的老年生活也可以获得子女照料，因此这也是在应对失能过程中产生的一种教化作用，可以赋予这一困境积极的意义。

沃尔什在阐述信念系统这一要素时说"信念系统是所有家庭功能的核心，是培养抗逆力的强大力量"，以及"当家庭成员彼此充满信心时他们才能拥有最好的对抗逆境的能力"[①]。本研究通过多案例分析总结得出的积极的应对心态和逆境的意义重塑与沃尔什的信念系统不谋而合。

首先，家庭抗逆力强的家庭常常充满正面的展望，如本研究所发现的乐观、适应、自我效能、希望和坚韧均代表了失能老人家庭所展现出的积极的心态。当失能老人及其家人在面对身体机能的重大变故时，如果能够乐观地看待，平和地接受和适应，然后充分发挥主观能动性，并对未来充满希望，那么该家庭将会由内而外地从积极的心理付诸到实际行动中，以坚定的信念和信心去培育力量，战胜失能困境。这也符合沃尔什提到的家庭抗逆力的关键过程，即保持乐观、希望和自信，能够接受现实甚至超越逆境。失能老人家庭在面对失能困境时具备积极的心态将会为他们提供强大的精神力量从而影响实践。

其次，在沃尔什的家庭抗逆力框架中，为逆境创造意义是一个关键构成要素，尤其是将问题正常化甚至是将危机视为有意义的挑战，这同样在本研究中有很好的体现。一方面，失能老人的子女将自己的照护行为归为孝道责任，是一种人伦责任和义务在驱动着他们主动承担起照护老人的任务，同时将老人失能这一问题看作是正常衰老现象，从而能够较快地适应和接受，在照护过程中减轻压力和负担，避免情况进一步恶化。另一方面，有些家庭可以对失能问题赋予更积极的意义，认为照护失能老人也是挑战和提升自己，甚至是自己事业的延伸。此外，将照护老人看作是对下一代子女的一种家教传承，起到言传身教的作用，能够将传统"孝"文化在家庭当中更好地延续，也为自己的老年生活奠定一份保障。因此，失能老人及其家庭照护人通过积极的应对心态和对逆境的意义重塑汲取了支撑力量，有助于他们主动承担起照护责任，并在照护过

---

① ［美］沃尔什：《家庭抗逆力》，朱眉华译，华东理工大学出版社，2013年，第88页。

程中减轻心理压力和负担，甚至将由此产生的积极影响延伸到下一代身上。所以强大的家庭信念是家庭抗逆力的重要动力来源。

四、家庭关系系统：失能老人家庭抗逆力的联结纽带

家庭关系系统是指失能老人家庭成员之间的沟通、交流等互动关系，反映了家庭成员之间情感联结的强弱，包括强化的沟通联系、深厚的情感联结及互助的家庭氛围。

（1）强化的沟通联系：老人失能后，其家庭成员之间的沟通联系会不断强化。一是回家看望频次增加，非经常性照护的子代及孙代经常会利用空闲时间来看望老人，回家频率较之以往大幅增加。二是电话沟通频繁，除了面对面陪伴交流，失能老人与其他家庭成员间跨时空的沟通联系也更加密集，打电话、微信视频是主要方式。

（2）深厚的情感联结：一是家庭情感趋于深厚，老人失能之后，其家人对失能老人更多地表示心疼和关爱，也表示会尽家人所能来照护老人。如常常有受访者表示"只有人还在，这才算是一个完整的家""无论如何都会倾其所有来照护老人"。二是家庭关系融洽，老人失能之后，与子代、孙代之间的联系更加密切，关系也更为亲密。

（3）互助的家庭氛围：一是全家互帮互助，各个核心家庭之间互相配合、互相帮助，在彼此需要的时候伸出援手，如有受访者表示"确实有事情的话，会打电话给妹妹说，让他们帮忙照顾一段时间"。二是全家团结一致，家人都在想方设法帮助老人好转，照护老人成为全家的重要任务之一。

家庭关系是社会关系的一种，反映的是一个家庭中家庭成员之间的人际互动与联系。在精神方面，指的是家庭成员在家庭中经过长期的积累，从感情层面升华出的精神状态和情感意识倾向，是一种潜移默化的潜在情感支持[①]。有学者结合中国家庭关系的现实特征，将其界定为在法律伦理道德约束下的家庭中家庭成员之间的情感互动与互助支持关系。亲密和谐的家庭关系（包括夫妻关系、亲子关系、手足关系等）有助于亲情的培养，促进家庭功能的有效发挥，并维持家庭系统有序运行。

---

① Schrodt P，O'Mara C：The development and validation of the emotion labor in families scale：associations with emotion regulation，feeling caught，and relational satisfaction in parent-child relationships，Communication quarterly，2019（4）：400.

　　糟糕的家庭关系会导致个体间缺乏有效沟通，彼此间难以理解和接纳彼此，进而严重制约亲密关系的形成与表现，尤其在面对老人失能这样的家庭负性事件时，家庭功能的发挥将会受到阻碍，家庭系统的运行也将进入瘫痪状态[①]。因此，构建良好的家庭关系势在必行。一方面能够消解失能给老人带来的悲伤、无助、抑郁等负面情绪，增强其面对逆境的自信心与安全感；另一方面能够满足家庭照料者的基本心理需要，增加其照料的动力，并使其在照料中获得满足感。

---

　　① 闫敏、张同全、田一丹：《全面两孩政策下中国家庭关系的变化——基于 105 个案例的模糊集定性分析》，《人口与经济》，2020 年第 6 期，第 51 页。

第七章 失能老人家庭抗逆力何以生成？

"幸福的家庭总是相似的，不幸的家庭却各有不同。"为什么有的失能家庭能控制住风险，甚至超越困境？有的则一蹶不振，沉沦绝望？换一句来说，我们希望进一步探究：失能老人家庭抗逆力何以生成？不同要素是如何相互作用并驱动或抑制家庭抗逆力的变化？如何从家庭抗逆力视角对失能老人家庭发展模式进行类型划分？

我们采用定性比较分析（QCA）中的模糊集定性比较分析法（fuzzy-set Qualitative Comparative Analysis，简称 fsQCA）。QCA 是一种超越定性与定量的界限，并且兼顾定性与定量分析方法优势的研究方法，由美国查尔斯·拉金于 1987 年提出。其将集合论和布尔代数作为方法的基本原理，将案例视为条件的组态，用条件组态来取代自变量、组态思想代替净效应思想、集合关系代替相关关系，是利用"集合"分析的研究方法。它能够通过进行多种组态来发现对结果变量的作用和影响，对不同因素产生相同结果的原因进行分析，非常适合应用于社会科学研究中这一类复杂的多维度问题。首先，我们的研究对象为 30 个失能老人家庭，总样本数量较小，不适合使用传统的统计分析方法。其次，家庭抗逆力的形成受到多种因素的交互影响，因此适合运用 QCA 进行分析。QCA 包括三个核心技术，即清晰集 QCA（csQCA）、多值集 QCA（mvQCA）、模糊集 QCA（fsQCA）。由于 csQCA 只能对二分变量进行分析，mvQCA 赋值于多值变量（如 0、1、2、3 等），而 fsQCA 则可以在 0~1 之间取任意的连续变量，能够反映出联系变化的过程，因此我们选取 fsQCA 作为分析方法。

为分析方便，我们将失能老人家庭抗逆力从四大要素合并为三大要素，将家庭行动与资源系统合并为家庭组织系统，这与沃尔什的划分类似。家庭信念系统和家庭关系系统保持不变。其中家庭组织系统包括组织模式和组织资源；家庭信念系统包括应对心态和逆境重塑，是面对逆境时重要的心理资本与对于孝道及相关家教的传承与发展；家庭关系系统包括沟通联系和家庭氛围，可以反映家庭是否互帮互助并团结一致。构建的失能老人家庭抗逆力动力机制分析框架如图7-1所示。

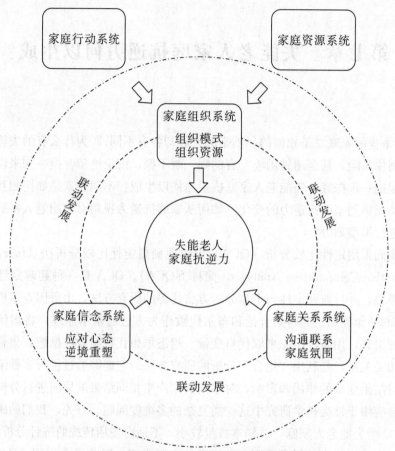

图7-1　失能老人家庭抗逆力动力机制分析框架

第一节　失能老人家庭抗逆力的测量方案及类目

根据研究目标与失能老人家庭的特征，结合中国家庭文化背景，我们构建了失能老人家庭抗逆力测量方案，主要分为3个一级指标、6个二级指标及22个测量项目，见表7-1。

表 7-1　失能老人家庭抗逆力的测量方案及类目

一级指标	二级指标	测量项目
家庭组织系统	组织模式	家庭照护团队
		家庭照护模式
		家庭结构
		家庭决策方式
	组织资源	照护能力
		经济条件
		养老退休金
		社会支持
家庭信念系统	应对心态	乐观
		适应
		自我效能
		希望
		感恩
		坚韧
	逆境重塑	失能正常化
		孝道责任
		价值赋予
		家教传承
家庭关系系统	沟通联系	回家看望增加
		电话沟通频繁
	家庭氛围	家庭互帮互助
		全家团结一致

通过前期的问卷收集整理,我们对该评估表进行了信效度检验,分别采用重测信度法、内部一致性系数 α 以及探索性因子分析法对信效度进行检验。首先,前后间隔 2 周时间来衡量量表的信度,被调查者的两次测试结果基本一致;经检验,Cronbach 测试的结果 α 系数为 0.949($>$0.9),表明内部一致性信度很好。采用探索性因子分析法,对量表进行评价,KMO 值为 0.914($>$0.9),Bartlett 的球形度检验显著性为 0.000($<$0.05),表明量表效度非

常好。

深度访谈从 2021 年 1 月中旬一直持续到 2022 年 8 月中旬，研究样本为四川省成都市内 30 个失能老人家庭，具体情况如表 6-1 所示。30 个失能老人家庭中，所有案例都具有充足的背景特征，具有家庭抗逆力效果正面与负面的案例。

第二节　变量的选取与校准

一、结果变量

家庭抗逆力是体现一个家庭抵抗逆境的能力，能够反映出家庭在面临风险冲击时的综合策略表现，要解释的结果变量是家庭抗逆力水平。根据对家庭抗逆力的测算，将家庭抗逆力的加总计算值作为结果变量，用来衡量不同风险等级水平下家庭抗逆力的差异情况。

二、条件变量

家庭组织系统维度中的组织模式，以调查中组织模式对应得分作为衡量依据，其中包括家庭照护团队、家庭照护模式、家庭结构和家庭决策方式；对于组织资源，调查中组织资源对应得分作为衡量依据，包括照护能力、经济条件、养老退休金和社会支持。

家庭信念系统维度中的应对心态，以调查中应对心态对应得分作为衡量依据，包括乐观、适应、自我效能、希望、感恩和坚韧；对于逆境重塑，包括失能正常化、孝道责任、价值赋予和家教传承。

家庭关系系统维度中的沟通联系，以调查中沟通联系对应得分作为衡量依据，包括回家看望增加和电话沟通频繁；对于家庭氛围，以调查中家庭氛围对应得分作为衡量依据，包括家庭互帮互助和全家团结一致。

三、校准模糊集

在进行 fsQCA 分析前,需要对结果变量和条件变量的原始数据进行校准处理,通过校准使其数值处于 fsQCA 运算规则的范围 0~1 之间。为了排除异常值数据和使分析结果更为准确,采用直接校准法,将结果变量和条件变量得分的 95%、50% 和 5% 作为完全隶属、交叉点和完全不隶属的 3 个校准锚点,使得每个研究变量转化为模糊集,如表 7-2 所示。

表 7-2　变量校准锚点设置情况

条件和结果		校准		
		完全隶属 （95%）	交叉点 （50%）	完全不隶属 （5%）
结果变量	家庭抗逆力	20.2	14.5	8
家庭组织系统	组织模式	4	2	1
	组织资源	4	2	1
家庭信念系统	应对心态	3.55	1.5	0
	逆境重塑	2	1	0
家庭关系系统	沟通联系	2	1	0
	家庭氛围	2	1	0

第三节　家庭抗逆力对家庭照护驱动和抑制模式的条件组态分析

一、单因素的必要性分析

(一) 变量一致性和覆盖率

QCA 在组态分析前需要进行单因素的必要性分析,来判断所有条件变量对结果变量的必要程度和解释力度。一般来说,使用一致性(Consistency)

与覆盖率（Coverage）来进行测算。一致性是指研究中某些特定的条件或条件组合在所有案例产生特定结果时共享存在的程度。一般来说，若条件变量对于结果变量的一致性大于0.8，则可以说条件变量是结果变量的充分性条件；若一致性大于0.9，则可以说条件变量为结果变量的必要性条件。覆盖率则是指某些特定的条件或条件组合对于特定结果的解释力度。也就是说，其数值趋向于0时，解释力度更弱；数值趋向于1时，解释力度更强。

一致性和覆盖率的计算公式分别为：

$$Consistency(x_i \leqslant y_i) = \frac{\sum \min(x_i, y_i)}{\sum x_i}$$

$$Coverage(x_i \leqslant y_i) = \frac{\sum \min(x_i, y_i)}{\sum y_i}$$

（二）必要性分析

通过 fsQCA3.1 软件对条件变量进行单因素必要性分析，如表7-3所示，所有条件变量的一致性都未大于0.9，表明所有条件变量都对高水平家庭抗逆力和低水平家庭抗逆力不具备独立解释能力，任意一个条件变量与其他条件变量以组合形式解释结果变量，即家庭系统中家庭组织、家庭信念和家庭关系三个维度中的相关条件变量需要通过某些组合方式才能产生高水平家庭抗逆力或低水平家庭抗逆力。从高水平家庭抗逆力的结果来看，其中组织资源这个条件变量一致性超过0.8，组织资源的一致性和覆盖率分别为0.843和0.712，它构成了结果变量高水平家庭抗逆力的充分条件。从低水平家庭抗逆力的结果来看，其中逆境重塑这个条件变量一致性超过了0.8，逆境重塑的一致性和覆盖率分别为0.816和0.723，它构成了低水平家庭抗逆力的充分条件。

表7-3 单因素的必要性分析结果

条件	高水平家庭抗逆力		低水平家庭抗逆力	
	一致性	覆盖率	一致性	覆盖率
组织模式	0.666	0.726	0.488	0.610
～组织模式	0.642	0.523	0.781	0.728
组织资源	0.843	0.712	0.523	0.507
～组织资源	0.417	0.433	0.703	0.837
应对心态	0.717	0.675	0.556	0.599

续表

条件	高水平家庭抗逆力		低水平家庭抗逆力	
	一致性	覆盖率	一致性	覆盖率
~应对心态	0.574	0.530	0.698	0.739
逆境重塑	0.641	0.753	0.402	0.540
~逆境重塑	0.608	0.470	0.816	0.723
沟通联系	0.678	0.693	0.532	0.624
~沟通联系	0.632	0.541	0.739	0.724
家庭氛围	0.774	0.680	0.585	0.589
~家庭氛围	0.532	0.528	0.682	0.776

资料来源：根据 fsQCA3.1 软件处理结果整理，其中"~"表示逻辑运算的"非"。

二、高水平家庭抗逆力路径组合分析

（一）频数阈值与一致性阈值

首先，对失能老人家庭产生高水平的家庭抗逆力的路径组合进行分析，以得出高水平家庭抗逆力驱动模式类型。根据定性比较分析法，共有组织模式、组织资源、应对心态、逆境重塑、沟通联系和家庭氛围六个条件变量，理论上来说，真值表中会存在 $2^6=64$ 种条件组合情况，但根据 Fiss 的一致性阈值设定，当一致性大于 0.8 时，编码为 1，否则编码为 0[1]。当 RAW consist 大于 0.8 时和 PRI consist 大于 0.75 同时满足时，则将家庭抗逆力编码为 1，否则编码为 0。

经过一致性设定和数值编码后，其中 6 个条件变量共产生了 21 种条件组合形式，共有 10 种条件组合形式产生了家庭高抗逆力，即家庭抗逆力赋值为 1。反之，剩余 11 种条件组合并未能产生家庭高抗逆力，即家庭抗逆力赋值为 0。

QCA 中的组态分析重点是为了揭示条件变量的不同组合形式构成的组态形式能够产生特定的结果，并且两者关系为条件变量组态为结果变量的充分条

---

[1] Fiss P C：Building better causal theories：a fuzzy set approach to typologies in organization research，Academy of management journal，2011 (2)：403.

件，其中每一种条件变量构成的组态形式都会形成一条因果路径。一般来说，fsQCA中频数阈值设定至少要覆盖所有案例的75%，并且一致性不低于0.75，而且PRI一致性需要大于等于0.75来避免矛盾组态的出现。因为案例总数为30个，所以设置阈值为1，充分性一致性阈值为0.8，PRI一致性为0.75。通过剔除了不符合频数阈值和一致性阈值的案例，经过fsQCA组态分析结果得出复杂解（Complex Solution）、中间解（Intermediate Solution）和简单解（Parsimonious Solution），以中间解与简单解的组合方式，进行路径组合分析，以中间解对条件变量的组态进行分类，并以简单解对条件变量进行区分，包括核心条件与边缘条件，从而使对高家庭抗逆力的路径组合的分析更完整客观。家庭系统的6个条件变量构成的路径组态分析结果如表7-4所示，这种形式能够反映出组态中条件变量存在与不存在的程度。

表7-4 路径组态分析结果（中间解和简单解）

家庭系统要素	路径组合	组态方案				
		家庭组织系统驱动型	家庭信念系统驱动型	家庭关系系统驱动型		家庭组织-家庭信念系统驱动型
		1	2	3a	3b	4
家庭组织系统	组织模式	√√		×	√	√√
	组织资源	√√	√	√√	√√	√√
家庭信念系统	应对心态	√√	√√			√√
	逆境重塑	√√	√√	×	√	
家庭关系系统	沟通联系			√√	√√	√
	家庭氛围	√	√	√√	√√	
一致性		0.996	0.926	0.970	0.959	0.995
原始覆盖度		0.362	0.307	0.350	0.288	0.278
唯一覆盖度		0.033	0.009	0.065	0.064	0.077
解的一致性		0.947				
解的覆盖度		0.633				
代表案例		案例20	案例9	案例27	案例21	案例1

注："√√"表示核心条件变量存在，"√"表示边缘条件变量存在，"×"表示边缘条件变量不存在，空白表示条件变量可有可无。

（二）条件组态的分类分析

表7-4结果表明，使失能老人家庭抗逆力提高的组态方案呈现了5种不同的组态形式，并且5条路径的解的一致性分别为0.996、0.926、0.970、0.959和0.995，所有一致性均大于0.9，反映出所有路径组合都是实现高水平家庭抗逆力的必要条件。同时解的覆盖率为0.633，表明结果在63.3%的程度上能够解释失能老人家庭产生高水平家庭抗逆力的原因，具有良好的解释力。同时，每个组态的一致性均高于0.8，说明它们均可被视为失能老人家庭抗逆力提升的充分条件。

根据核心条件变量和边缘条件变量在框架中的分布情况，总结归纳出实现失能老人高家庭抗逆力的4种组态路径组合，即家庭组织系统驱动型（1）、家庭信念系统驱动型（2）、家庭关系系统驱动型（3a和3b）和家庭组织-信念系统驱动型（4），具体组态类型划分情况见表7-5。从表中可以看出，组织资源存在于每一条高水平的失能老人家庭抗逆力组态路径中，表明家庭组织资源在失能老人家庭抗逆力中具有重要作用。每条路径都呈现出不同的组态形式，均构成了失能老人家庭高水平抗逆力的必要条件。同时，不同的路径组合呈现出了不同家庭系统的驱动类型。

表7-5　高水平失能老人家庭抗逆力组态类型划分

类型划分	路径编号	路径组合
家庭组织系统驱动型	1	组织模式＊组织资源＊应对心态＊家庭氛围
家庭信念系统驱动型	2	组织资源＊应对心态＊逆境重塑＊家庭氛围
家庭关系系统驱动型	3a	～组织模式＊组织资源＊～逆境重塑＊沟通联系＊家庭氛围
	3b	组织模式＊组织资源＊逆境重塑＊沟通联系＊家庭氛围
家庭组织-信念系统驱动型	4	组织模式＊组织资源＊应对心态＊逆境重塑＊沟通联系

1. 家庭组织系统驱动型

其以家庭组织系统为主驱动失能老人家庭产生高抗逆力。路径1为组织模式＊组织资源＊应对心态＊家庭氛围。其特征是高水平的组织模式、高水平的组织资源、高水平的应对心态和较高水平的家庭氛围。这一类别家庭组织系统中组织模式和组织资源都表现出高水平，并且具有高水平应对逆境的心态和较高水平的家庭氛围，使其能够合理利用家庭组织系统应对失能老人照护问题，有效地提升失能老人家庭抗逆力。

该组态的一致性为 0.996，原始覆盖度为 0.362，唯一覆盖度为 0.033。该路径能够解释约 36.2% 的失能老人家庭案例。代表路径 1 的案例是案例 20，该失能老人主要病症为脑梗引发的偏瘫和风湿性心脏病，患病历时长达 13 年，其家庭结构简单（仅有老伴和女儿）、家庭关系融洽且照护安排得当。在职业方面，该老人与其老伴均为已退休的工人，而女儿为高校教师。老人的日常照护工作主要由老伴和护工承担，而女儿在工作之余亦会协助照料。虽然该失能老人的状况对家庭成员造成一定的心理冲击，但他们均表现出了积极乐观的应对态度，为其提供了许多正向的激励。尽管存在认知落差，老伴和女儿仍不遗余力地支持和照料老人。

2. 家庭信念系统驱动型

其以家庭信念系统为主驱动失能老人家庭产生高抗逆力。路径 2 为组织资源 * 应对心态 * 逆境重塑 * 家庭氛围。其特征是较高水平的组织资源、高水平的应对心态、高水平的逆境重塑和较高水平的家庭氛围。这一类别家庭信念组织系统中应对心态和逆境重塑都表现出高水平，并且具有较高组织资源与家庭氛围，使其能够合理利用家庭信念系统应对失能老人照护问题，有效地提升失能老人家庭抗逆力。

该组态的一致性为 0.926，原始覆盖度为 0.307，唯一覆盖度为 0.009。该路径能够解释约 30.7% 的失能老人家庭案例。该路径中的代表案例是案例 9，老人失能已近 10 年。退休前的职业是农民，患有高血压、类风湿等多种慢性病，并已享受两年的长期照护保险。该失能老人长期和小儿子及其妻子同住，自失能以来一直由小儿媳负责照顾。其膝下共有四个子女（两儿两女）。虽然小儿子的家庭是主要照顾者，但小儿子本身也需要全职照料（因脑梗半失能）。因此，小儿媳担负起主要照顾者的角色，负责照顾老人和她的丈夫。小儿媳和老人有亲密的关系，得到了老人的感激。相比之下，其他子女平时很少来往，几乎没有承担相应的照护义务，和老人的关系较远。总的来说，失能老人的心态平和、性格乐观，富有感恩之心，平时生活习惯健康。

3. 家庭关系系统驱动型

其以家庭关系系统为主驱动失能老人家庭产生高抗逆力。路径 3a 为 ~组织模式 * 组织资源 * ~逆境重塑 * 沟通联系 * 家庭氛围，表现为较低水平的组织模式、高水平的组织资源、较低水平的逆境重塑、高水平的沟通联系和高水

平的家庭氛围；路径 3b 为组织模式＊组织资源＊逆境重塑＊沟通联系＊家庭
氛围，表现为较高水平的组织模式、高水平的组织资源、较高水平的逆境重
塑、高水平的沟通联系和高水平的家庭氛围。这一类组态方案主要通过高水平
的家庭关系系统和高水平的家庭组织资源产生强抗逆力。此类家庭组织系统在
沟通联系和家庭氛围方面表现优异，并具备丰富的组织资源，其在应对失能老
人照护问题方面的优势显著。协调的家庭关系系统可以有效提升失能老人家庭
抗逆力，从而为老人提供更好的照护服务，同时也可以缓解医疗和社会福利系
统的压力。

　　路径 3a 的一致性为 0.970，原始覆盖度为 0.350，唯一覆盖度为 0.065。
该路径能够解释约 35％的失能老人家庭案例。该路径中的代表案例是案例 27，
该老人失能评级为重度 1 级，并办理了长期护理保险。老人因脑梗导致言语和
思维功能区域受损，失能失智后开始自我封闭，不爱与人交流。该失能老人与
老伴育有两女，大女婿患有直肠癌，整体家庭压力较大。即便如此，家庭成员
间关系氛围融洽。由老伴与护工主要承担对失能老人的照顾，生活起居由老伴
负责，精神慰藉与血压测量由护工负责。护工的上门来访对失能老人情绪调节
具有很强的正向作用。此外，女儿们每周都会回家看望或带老人出门游玩，对
失能老人的陪伴也都很到位，但并不承担日常生活照料。

　　路径 3b 的一致性为 0.959，原始覆盖度为 0.288，唯一覆盖度为 0.064。
该路径能够解释约 28.8％的失能老人家庭案例。该路径中的代表案例是案例
21，该失能老人 89 岁，主要症状为眼睛失明，失能评估等级为重度 1 级。失
能老人与其老伴退休前同为军队的文艺工作者，育有两女一儿，女儿与老两口
同住一个小区，会经常前来看望老人。儿子在日本工作，职业为一级厨师；大
女儿的职业是银行职员；小女儿的职业是医生，并且精通药理，熟练掌握针灸
技术，每天都会为失能老人艾灸。老人的日常生活由保姆负责，涉及起居、洗
衣、做饭和清洁等；基础护理由护工负责，涉及理发、交流聊天等。总体上来
看，该失能老人家庭整体经济状况较好，家庭氛围融洽，幸福指数较高。

　　4. 家庭组织—信念系统驱动型

　　其以家庭组织—信念系统为主驱动失能老人家庭产生高抗逆力。路径 2 为
组织模式＊组织资源＊应对心态＊逆境重塑＊沟通联系。其特征是高水平的组
织模式、高水平的组织资源、高水平的应对心态、高水平的逆境重塑和较高水
平的沟通联系。这一类别家庭组织系统和信念系统都表现为高水平，使其能够
合理利用家庭组织—信念系统应对失能老人照护问题，有效地提升失能老人家
庭抗逆力，同时家庭成员也具有较紧密的沟通联系。

该组态的一致性为 0.995，原始覆盖度为 0.278，唯一覆盖度为 0.077。该路径能够解释约 27.8% 的失能老人家庭案例。该路径中的代表案例是案例1，老人患有帕金森综合征已 10 多年，并伴随记忆力衰退和下半身不遂，失能评级为重度 1 级。老人退休前的职业是大学教授，老伴已去世，育有两女，其中大女儿一家均为医生，已移居国外。小女儿也是医生，辞职后担任老人的主要照顾者，负责医疗护理、针灸护理等，其对于长期照护母亲这项艰巨的任务具有很强的意义重塑感，认为是孝道传承和生命意义的提升。另外，保姆负责老人的日常生活照护和随身看护。老人家庭经济状况良好，成员关系密切，经常通过越洋电话视频沟通信息并表达关爱。

三、低水平家庭抗逆力路径组合分析

（一）频数阈值与一致性阈值

我们对失能老人家庭的低水平家庭抗逆力进行分析，得到低水平家庭抗逆力抑制模式。同理，根据 Fiss 的一致性阈值设定，当一致性大于 0.8 时，编码为 1，否则编码为 0。当 RAW consist 大于 0.8 时和 PRI consist 大于 0.75 同时满足时，则将家庭抗逆力编码为 1，否则编码为 0。

经过一致性设定和数值编码后，其中 6 个条件变量共产生了 21 种条件组合形式，共有 6 种条件组合形式产生了低水平的家庭抗逆力，即家庭抗逆力赋值为 1。反之，剩余 15 种条件组合并未能产生高水平的家庭抗逆力，即家庭抗逆力赋值为 0。家庭系统的 6 个条件变量构成的路径组合分析结果如表 7-6 所示。

表 7-6 路径组态分析结果（中间解和简单解）

家庭系统要素	路径组合	组态方案			
		家庭信念系统抑制型			家庭关系系统抑制型
		1a	1b	1c	2
家庭组织系统	组织模式	✓	✓	✕	✕
	组织资源	✕✕	✕✕	✓	✓
家庭信念系统	应对心态				
	逆境重塑	✕✕	✕✕	✕✕	✕✕

续表

家庭系统要素	路径组合	组态方案			
		家庭信念系统抑制型			家庭关系系统抑制型
		1a	1b	1c	2
家庭关系系统	沟通联系	×		√	×
	家庭氛围	√	√	××	××
一致性		0.987	0.990	0.975	0.982
原始覆盖度		0.280	0.300	0.213	0.329
唯一覆盖度		0.008	0.064	0.041	0.118
解的一致性		0.980			
解的覆盖度		0.544			
代表案例		案例13	案例4	案例17	案例18

注："√√"表示核心条件变量存在，"√"表示边缘条件变量存在，"××"表示核心条件变量不存在，"×"表示边缘条件变量不存在，空白表示条件变量可有可无。

（二）条件组态的分类分析

表7-6结果表明，产生低水平家庭抗逆力的组态方案呈现了4种不同的组态形式，并且4条路径的解的一致性分别为0.987、0.990、0.975和0.982，所有一致性均大于0.9，反映出所有路径组合都是产生低水平家庭抗逆力的必要条件，同时解的覆盖率为0.544，表明结果在54.4％的程度上能够解释产生失能老人低水平家庭抗逆力的原因，具有良好的解释力。同时，每个组态的一致性均高于0.8，说明它们均可被视为低水平家庭抗逆力的充分条件。

根据核心条件变量和边缘条件变量在框架中的分布情况，总结归纳出实现失能老人低水平家庭抗逆力的两种组态路径组合，即家庭信念系统抑制型（1a、1b和1c）和家庭关系系统抑制型（2），具体组态类型划分情况见表7-7。逆境重塑存在于每一条低水平失能老人家庭抗逆力组态路径中，表明逆境重塑在失能老人家庭抗逆力中起到重要的作用。每条路径都呈现出不同的组态形式，都构成了高水平家庭抗逆力的必要条件。从其他家庭系统要素来看，失能老人家庭低水平抗逆力呈现出多样态复杂的特征。

表7-7　低水平失能老人家庭抗逆力组态类型划分

类型划分	路径编号	路径组合
家庭信念系统抑制型	1a	组织模式＊～组织资源＊～逆境重塑＊～沟通联系＊家庭氛围
	1b	组织模式＊～组织资源＊～应对心态＊～逆境重塑＊家庭氛围
	1c	～组织模式＊组织资源＊～应对心态＊～逆境重塑＊沟通联系＊～家庭氛围
家庭关系系统抑制型	2	～组织模式＊组织资源＊～逆境重塑＊～沟通联系＊～家庭氛围

1. 类型1：家庭信念系统抑制型

其以家庭信念系统为主抑制失能老人家庭产生家庭抗逆力。路径1a为组织模式＊～组织资源＊～逆境重塑＊～沟通联系＊家庭氛围，其特征是较高水平的组织模式、低水平的组织资源、低水平的逆境重塑、低水平的沟通联系和较高水平的家庭氛围。路径1b为组织模式＊～组织资源＊～应对心态＊～逆境重塑＊家庭氛围，其特征是较高水平的组织模式、低水平的组织资源、较低水平的应对心态、低水平的逆境重塑、较高水平的家庭氛围。路径1c为～组织模式＊组织资源＊～应对心态＊～逆境重塑＊沟通联系＊～家庭氛围，其特征是较低的组织模式、较高水平的组织资源、较低水平的应对心态、低水平的逆境重塑、较高水平的沟通联系和低水平的家庭氛围。

这一类别家庭信念系统中，应对心态和逆境重塑普遍表现出低水平，即便家庭组织系统与家庭关系系统中存在较高水平的要素，仍使得家庭抗逆力被抑制，从而表现为较低水平。面对老人失能风险的冲击，低水平抗逆力的家庭普遍存在的缺乏成功的信念，使失能家庭陷入低水平家庭抗逆力的循环，亟须打破这种恶性循环，催生失能老人家庭产生家庭抗逆力的动力，激发失能老人家庭活力。

路径1a组态的一致性为0.987，原始覆盖度为0.280，唯一覆盖度为0.008。该路径能够解释约28%的失能老人家庭案例。路径1a的代表是案例13，该失能老人经历偏瘫、脑梗、帕金森、心脏病和高血压等等健康危机，患病时间已超过20年。老伴患有关节炎和口腔溃疡，是主要的照护者。家庭经济负担重、照护压力大，大家庭的巨变也使得子女无法提供更多的帮助和价值赋予。虽然老人每月有1000多元的长期护理保险补贴，但并无法冲销家庭整体的医疗费用支出。不过，护工每月上门三次帮老人进行功能训练，对老人帮助很大。整体家庭氛围还比较好。

路径 1b 的一致性为 0.990，原始覆盖度为 0.300，唯一覆盖度为 0.064。该路径能够解释约 30% 的失能老人家庭案例。该路径中的代表是案例 4，该失能老人患有糖尿病，腿脚不好并伴有骨质增生，同时因脑部萎缩患有阿尔茨海默病。该老人与老伴育有一女两儿，女儿和大儿子主要负担经济压力，小儿子家承担照护任务。老人失能失智后，性格大变，一度失去继续生活的信心。并且在照顾老人过程中，家人经常也与老人发生冲突，但家人们从未在照料行为上亏待老人。因为思想传统、家住农村、社交圈狭窄，老人仅局限于家庭和与邻居的往来，加重了老人对家庭的依赖。

路径 1c 的一致性为 0.975，原始覆盖度为 0.213，唯一覆盖度为 0.041。该路径能够解释约 21.3% 的失能老人家庭案例。该路径中的代表是案例 17，老人患有帕金森病。失能老人退休前为家具厂工人，其老伴退休前为大巴车司机，育有两女，大女儿已去世。失能前老人最喜欢去跳舞、打麻将，社交活动很丰富。失能却使得老人性格变得内向，逐渐不爱表达。日常生活由保姆和护工负责，照护双方的压力都很大。小女儿会抽空回来看望。

2. 类型 2：家庭关系系统抑制型

其以家庭关系系统为主抑制失能老人家庭产生低水平的家庭抗逆力。路径 2 为~组织模式 * 组织资源 * ~逆境重塑 * ~沟通联系 * ~家庭氛围，其特征是较低水平的组织模式、较高水平的组织资源、低水平的逆境重塑、较低水平的沟通联系和低水平的家庭氛围。这一类别家庭关系组织系统中，沟通联系和家庭氛围都表现为低水平，即便家庭组织系统中存在较高水平的条件，仍抑制了家庭抗逆力，从而表现出较低水平的状态。这说明失能老人家庭成员间的沟通联系与家庭氛围对家庭抗逆力具有显著影响。

该组态的一致性为 0.982，原始覆盖度为 0.329，唯一覆盖度为 0.118。该路径能够解释约 32.9% 的失能老人家庭案例。该路径中的代表案例是案例 18，老人瘫痪康复后再次瘫痪，并伴有一系列的慢性病，如高血压、冠心病、肺心病、前列腺炎等。老人退休前的职业是印刷厂工人，其配偶是生产车间的工人。老人看病吃药及日常生活的花销由老两口的退休金及补助承担。老人育有一子，儿子与儿媳收入仅够维持自己小家庭的日常生活及孩子的学业支出等。自从失能后，老人变得脾气暴躁，经常埋怨其老伴，同时老伴也指责老人不配合照护，两人缺乏沟通，使得关系十分紧张。老伴作为主要照护者，由于长期的过度劳苦，身体状况也逐渐变差，面临较大的家庭照护困难。

沃尔什在关系论中提到个体家庭成员之间的关系是家庭抗逆力最重要的部分[①]。组态分析结果发现，组织资源则是家庭抗逆力最重要的构成部分。组织资源在失能老人家庭抗逆力提高的过程中起到了至关重要的作用。促进失能老人家庭抗逆力提高的五种组态方案中，组织资源均作为核心或边缘条件变量存在，证明家庭组织资源对于提高失能老人家庭抗逆力的作用十分重要。此外，分析表明逆境重塑是抑制失能老人家庭抗逆力提升的主要因素。

这里的逆境重塑主要关注失能老人家庭对待失能的心态，以及如何对失能赋予意义感。一般而言，老人失能后康复的可能性很小，通常是越来越退化，且依赖性越来越强。因此做到以平常心看待失能，使失能老人心态正常化，照护行为意义化，直面生命的挫折考验，从而完成逆境重塑的意义建构过程，是提升家庭抗逆力的突破口，有利于促进家庭团结与相互信任。

而失能老人家庭组织与资源之间存在着相互依赖的关系，家庭系统作为失能老人家庭应对失能风险的核心组织，家庭成员相互依赖，需要通过分享和调配各种资源（如经济、社会、情感等资源）来应对老人失能问题。家庭资源依赖具有相对稳定性、多样性及可塑性特点，随着家庭成员结构的变化和生活环境的改变而发生变化。家庭资源状况对失能老人的照护尤为重要，直接影响到失能老人的照护质量和照护结果。

第四节　失能老人家庭照护状态类型分析

为了解失能老人家庭照护的不同类型，并探究其特点和影响因素，我们依据对家庭抗逆力、家庭风险等级和家庭照护质量的测量评分，识别划分出不同类型的家庭发展模式，探索家庭照护质量改善的策略和干预措施。

通过评估并测算了 30 户失能老人家庭抗逆力、家庭照护质量与家庭风险等级，并根据三类指标在集合中的映射关系，将 30 户失能老人家庭划分为四类家庭发展类型，分别为积极发展型、稳中向上型、岌岌可危型与功能失调型。其中，积极发展型家庭具备高水平家庭照护质量，现有家庭抗逆力水平足以保障失能老人家庭渡过现有危机，并抵御未来风险；稳中向上型主要表现为

---

① Walsh F：A family resilience framework：innovative practice applications，Family relations，2002，51（2）：135.

较高水平的家庭照护质量，其家庭抗逆力水平基本能够应对失能老人家庭所面临的现有危机，对未来风险的防御能力则较为薄弱；岌岌可危型则表现为较低水平的家庭照护质量，其家庭抗逆力水平仅勉强支撑失能老人家庭应对现有危机，但难以抵御未来风险；功能失调型家庭的照护质量和抗逆力都处于较低水平，无论是应对现有危机还是未来风险都捉襟见肘。

一、积极发展型

积极发展型家庭在家庭经济、社会保障、家庭关系以及家庭韧性等方面一致表现为高水平，老人及家属面对失能现状能够用积极心态应对，且家庭补充具有社会网络支持、社区支持等方面外部支持，家庭照护质量较高，并且现有家庭抗逆力水平足以保障失能老人家庭渡过现有危机，并抵御未来风险。积极发展型家庭分类结果见表7-8。

表7-8　积极发展型家庭分类结果

家庭类型	案例编号	家庭风险等级	家庭抗逆力水平	家庭照护质量	主要表现
积极发展型	1	1	22	8	家庭抗逆力足以抵御现有危机和未来风险，家庭照护质量处于高水平
	21	0	18	9	
	23	0	16	9	
	24	0	18	7	
	28	2	23	9	

样本案例共包含5户积极发展型家庭，分别为案例1、案例21、案例23、案例24及案例28，占总样本16.7%。案例1、案例21、案例23及案例28这4户家庭老人在退休前均从事军人、医生、教师等社会地位较高的工作，家庭经济富裕，有医疗保险、养老保险等社会保障。案例24老人失能前为三轮车司机，但后来由农村户口转为城镇居民户口，养老保险能够保障老人每月养老费用，且两个女儿的经济条件优渥，足以支撑老人照护开支。良好的家庭经济条件和充足的社会保障为失能老人提供了高质量的医疗、照护待遇，不仅有利于促进失能老人健康管理，改善失能老人健康状况，同时也能减轻失能老人因丧失生活自理能力带来的心理负担，减轻照护者经济负担和精神压力，减少潜在危机，提升家庭风险抵御能力。

案例1受访者罗医生辞职前为某省级知名医院的主任医师，经济状况非常好。罗医生的姐姐一家在国外定居，提供经济支持。罗医生自己也说："我妈离不开人，所以我必须辞职照顾她，不过我倒是完全有条件辞职然后全职照顾她，我在家能给她针灸，还能带她下去晒太阳，我们还找了保姆负责做饭打扫卫生，我基本把精力都放在她身上了。"

积极发展型5户家庭中，失能老人均由配偶或子女亲自照护，家庭氛围融洽团结，家庭成员关系亲密，齐心协力面对老人失能的现实。在照护过程中，照护者心态积极，能坦然接受老人失能的事实，并不断鼓励老人，将积极情绪传递给老人；失能老人自身心理状态积极乐观，普遍具有较为强烈的求生欲和良好的应对心态。无论是老人自身还是家庭整体均表现出较高韧性，家庭照护质量居于高位。

案例21、案例23及案例28这3户家庭还拥有社区支持、社会网络支持等外部资源的补充支持。例如，案例28受访者蒲奶奶2021年4月因肾衰竭住院，出院后完全失能，还伴有轻微失智，其后一直由女儿照顾。根据我们了解，在长期护理保险社工的帮助和培训下，蒲奶奶的女儿亲力亲为照护老人，同时积极学习荷兰先进的照护理念，鼓励蒲奶奶自主行动，经过半年多的精心照顾，不仅蒲奶奶现在已经可以实现基本生活自理，头脑清醒，说话中气十足，而且其女儿在此过程中也获得了强烈的成就感。蒲奶奶的女儿告诉我们："我们家本来也没有经济压力，所以我妈妈出院以后我就专心照顾她。我们一直积极采用最好的方式治疗，不怕花钱，她住院的钱都是我给的，我还专门去学了荷兰的那套干预疗法，我每天都给她弄，现在来看效果不错，最起码她能自己吃饭了，之前都一直卧床的，脑子也不清楚，不会认人。"社区养老服务对提高家庭照护者照护技能，缓解家庭照护者由照护带来的各种压力，以及维系家庭照护者的健康水平起到一定作用。

二、稳中向上型

稳中向上型家庭中，尽管多数老人存在消极情绪，但家属心态依然乐观，并且有社区护工、亲朋好友等外界支持，家庭照护质量及抗逆力水平较高，照护失能老人过程中，家庭所遭遇的困难基本能够解决，同时较为良好的经济情况以及充足的社会保障体系为家庭抵御未来风险提供了保障。稳中向上型家庭分类结果见表7-9。

表7-9 稳重向上型家庭分类结果

家庭类型	案例编号	家庭风险等级	家庭抗逆力水平	家庭照护质量	主要表现
稳中向上型	6	1	18	6	家庭抗逆力基本能够应对现有危机及未来风险,家庭照护质量处于较高水平
	9	0	15	7	
	11	0	15	7	
	19	2	16	6	
	20	2	16	7	
	27	2	15	7	
	29	0	17	6	
	30	2	15	7	

　　样本案例共包含8户稳中向上型家庭,占总案例26.7%。除案例30外,其余案例中,老人在失能后均出现了不同程度的孤独消极情绪,对丧失自身活动能力存在心理落差,普遍较为悲观。对于家属而言,尽管在照护过程中存在一定的照护负担或生活摩擦,但是基本能够接受老人失能的事实,并在生活和照护过程中向老人传递积极的心理能量,也愿意投入时间和精力照护老人。良好的家庭氛围以及家属积极乐观的心态,不仅可保障失能老人家庭照护质量,而且也有助排解失能老人负面情绪,减轻心理压力,帮助老人增强乐观向上、自我效能、生命意义等积极心理力量。

　　案例27受访者退伍军人朱爷爷在失能后由老伴照顾,一直排斥与外界接触,与家人和外界的交流很少,心态上自我封闭,情绪消极。朱奶奶在照顾过程中会有意识地引导朱爷爷参与交流和日常活动,包括与护工或家人聊天,女儿也会在周末的时候接上二老出门游玩,增加其与外界互动的机会。朱奶奶说:"他生病之后就不爱说话,跟哪个都不说,让他下楼去走一下也不去,所以你们上来就想办法跟他说下话,喊他讲哈(下)他之前在西藏当兵的事情。我们两个人在家的时候,我会让他帮点忙,比如择个菜啥的,让他有事做。"Alpert等研究发现家庭照护者可以利用沟通作为一种工具来应对照顾老人,通过幽默、积极的框架和接受度三个方面可以促进照护者与老人之间发展出持久的、有意义的联系①。在朱奶奶的引导和鼓励下,朱爷爷情绪逐步好转,心

---

① Alpert J M, Womble F E: Coping as a caregiver for an elderly family member, Health communication, 2015 (7): 714-721.

情比较好的时候会在家里打牌、唱歌等。家人的支持鼓励向失能老人传递积极情绪影响，帮助老人适应失能后的心理落差，增强家庭韧性，提高家庭抗逆力水平。

家庭经济水平及社会保障程度仍然是影响家庭抗逆力水平及照护质量的重要因素。良好的经济条件和充足的社会保障为失能老人提供更好的家庭照护条件，减轻照护负担，从而提升家庭抗逆力水平及风险抵御能力。此外，社区支持和社会网络支持也为老人创造了更多社会参与机会，为失能老人提供了精神慰藉，增加了失能老人心理资本。

三、岌岌可危型

岌岌可危型家庭失能老人健康状况普遍较差，失能程度较高，面对失能现状有强烈的无力感和不适应，表现出消极悲观的心态及强烈的自我封闭。在传统孝道和亲情观念的影响下，子女或配偶在照护过程中，因忧虑老人身体状况或缺乏个人生活而面临较高精神压力，且多数家庭经济条件较为紧张，社会保障不充分，失能老人照护、医疗等经济开支进一步加重了家庭经济负担。整体而言，岌岌可危型家庭抗逆力水平及照护质量均处于较低的水平，家庭面临的现有危机和未来风险较大。岌岌可危型家庭分类结果见表 7-10。

表 7-10　岌岌可危型家庭分类结果

家庭类型	案例编号	家庭风险等级	家庭抗逆力水平	家庭照护质量	主要表现
岌岌可危型	5	4	18	4	家庭抗逆力勉强能够应对家庭现有危机，但未来风险较大，家庭照护质量处于较低水平
	7	3	13	5	
	12	4	15	5	
	13	5	14	6	
	14	4	12	6	
	15	3	8	7	
	22	3	14	5	
	25	2	13	6	

样本案例共包含 8 户岌岌可危型家庭，占总案例 26.7%。案例 13 受访者黄爷爷已 83 岁，失能程度评估为重度 1 级，先后遭遇过偏瘫、脑梗，近几年

又得了帕金森病,做了心脏支架,同时患有高血压等多种慢性病,由配偶照顾了 20 多年。黄奶奶说,她自己"由于长期要照顾黄爷爷,没有时间出去参加社会活动和社会交往,基本被困在家里,虽然习惯了,但是心里仍然有很大的遗憾,有怨言,没有机会出去旅游或者娱乐,生活质量严重下降"。她也会经常哀怨"为什么好人最后是这样的结局,我老伴一直都是多好的一个人,为啥就变成这样"。黄爷爷的病情不仅造成了他本人的消极心态,也给配偶带来了负面冲击,家庭抗逆力水平较低。

失能老人需要长期性的医疗支出,同时由于家庭照护中,失能老人往往依靠家人照顾,家庭成员不得不牺牲工作和收入回归家庭,这也进一步加剧了家庭经济负担。此外,家庭成员间亲属关系疏离,也可能因经济支出或照护分担不公平而产生矛盾,导致家庭照护质量下降。

案例 12 黄奶奶属于半自理状态,患有轻微阿尔茨海默病,现居住于养老院。此前黄奶奶大部分时间一个人居住,疫情防控期间子女们很少前往看望。黄奶奶病情加重后,有一段时间由其女儿亲自照顾,但是因为黄奶奶来自农村,对自己原有的生活习惯比较固执,女儿在照护过程中产生了厌倦情绪:"她总是说一些重复的话,时间长了就有点烦躁,是真的有些烦,就是你从正常人的角度来看,就觉得她说的话没有意义,做的事也没有意义。"后来女儿将老人送去养老院。在黄奶奶女儿看来,养老方式的选择是利益所致:"要是养老院不便宜,肯定会接回来。"同时,与其他姊妹"关系肯定不会更好,但不会僵化到什么程度"。虽然老人自己非常渴望回家,但是子女仍将家庭照护视为一种较重的负担。

四、功能失调型

功能失调型家庭的失能老人健康状况差,照护过程中面临着不同程度的照护困境,或是老人生理健康状况堪忧,或是老人心态悲观消极,或是照护者在照护过程中精神压力过大,对老人状况的发展不抱期望,家庭韧性欠佳,家庭抗逆力水平较低,家庭面临着较大的现有危机和潜在风险。同时,此类型家庭经济条件相对拮据,失能人就诊和照护加重了家庭经济负担。功能失调型家庭分类结果见表 7-11。

表 7−11　功能失调型家庭分类结果

家庭类型	案例编号	家庭风险等级	家庭抗逆力水平	家庭照护质量	主要表现
功能失调型	2	4	8	3	家庭抗逆力难以应对家庭现有危机及未来风险，家庭照护质量处于低水平
	3	3	10	5	
	4	3	8	3	
	8	4	9	3	
	10	3	12	4	
	16	5	12	4	
	17	2	9	5	
	18	4	9	3	
	26	4	12	4	

　　样本案例共包含 9 户功能失调型家庭，占总案例 30%。其中，大部分失能老人身体状况差，意识不清楚，再加上长期因失能导致的悲观心态，求生欲微弱，部分老人出现了激动易怒、辱骂照护者等过激行为。

　　代表案例 3 董奶奶已 69 岁，确诊阿尔茨海默病三年，脑部萎缩影响了她的思维和各方面的机能配合，只能想起一点事情，只认识身边的人和经常见到的人，以前的事情会有印象，但无法对应上，目前主要照护者是董奶奶的丈夫，女儿会回家看望。董奶奶的女儿表示，董奶奶生病后，"家庭也有一些变化，原来的话我妈会去帮我哥照看小孩，现在也不能去了。我们还要照顾自己，没办法随身照护他们。生活的话也没有以前那么规律，之前我爸不做饭，现在就得他做，要么就要去外面吃。老人自己现在连自己都认识不清，所以她的生活习惯等都变了"。对于子女而言，董奶奶生病后不能再帮忙照顾小孩，并且自己也需要家人照顾，给家庭带来一定的负担，"心态的话，肯定是不希望出现这种情况。得了其他病还可能会康复，但是这种病不能康复，最麻烦的是需要人照看，现在我们也不能在身边经常看着，所以需要我爸一直看着"。目前阿尔茨海默病并没有有效的药物可以阻止病程或逆转损伤，对照护者来说，老人未来的健康状况缺乏好转的希望，增加了照护者的心理负担，削弱了家庭抗逆力。

第八章　逆境成长：失能老人家庭抗逆力提升

本章重点探讨如何从实务操作层面提升失能老人家庭抗逆力，从而保障家庭照护质量，包括家庭抗逆生态系统良性循环、家庭抗逆力要素驱动组合匹配、家庭照护负担合理分配、数字技术推动失能老人家庭增权赋能。

第一节　核心驱动：家庭抗逆生态系统良性循环

家庭抗逆生态系统是应对失能老人及其家庭照护风险与困境的系统保障，兼具应急与长期的策略功能。该系统以构建家庭共生性、灵活性、资源整合、透明度和自我照护为原则，为家庭成员提供了一个相互支持与合作的平台，同时确保了内外部资源的协同与充分利用。家庭抗逆生态系统的内部资源循环与协同机制，尤其是家庭成员之间的信息共享、任务分配以及亲情支持，为照护提供了坚实基础。外部资源的互动与内部协同相辅相成，进一步提高了家庭应对逆境的整体效能。持续驱动与改进原则是家庭抗逆生态系统的重要组成部分，确保了系统在变化情境中的适应性。明确的原则、资源的协同、决策评估以及积极的家庭文化有利于确保失能老人家庭照护得以持续改进，并在面临挑战时转危为安。

一、构建法则：家庭抗逆生态系统的设计原则

基于系统分析，我们提出了构建家庭抗逆生态系统的关键原则，具体包括家庭共生性、灵活性、资源整合、透明度及自我照护，如图8-1所示。

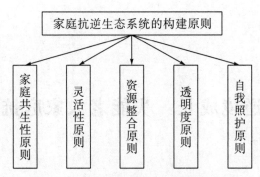

图 7-1　家庭抗逆生态系统的构建原则

（1）家庭共生性原则。家庭成员间应建立和维护一种相互支持与合作的关系，深化亲情联系，增强理解和尊重，以营造和谐的家庭环境。这不仅有助于减轻家庭成员的情感压力，也能增强家庭整体面对逆境的能力。

（2）灵活性原则。家庭抗逆生态系统应具备足够的灵活性，以适应不断变化的需求和情境。家庭应能够灵活调整家庭结构及日常安排，以适应家庭成员的特殊需求。此外，接受变化并学会适应新情况也是非常重要的。

（3）资源整合原则。家庭内外资源的整合对家庭抗逆生态系统的有效运行至关重要。这包括但不限于家庭成员的各项技能、社区提供的服务、专业医疗资源以及社会支持体系。通过高效整合这些资源，家庭将能更有效地满足家庭成员的需求，并提供更优质的照护。

（4）透明度原则。家庭成员间应保持坦诚和开放，分享各自的需求、感受和期望。这有助于解决潜在的冲突和误解，确保家庭共生性的稳固建立。

（5）自我照护原则。照护者也需关注自身的身心健康。这包括定期休息、寻求社会支持等，以防止过度疲劳。一个身心健康的照护者更能为家人提供稳定且持续的支持与关爱。

二、协同节奏：家庭资源的循环与协同互动

在构建家庭抗逆生态系统过程中，家庭资源的循环与协同机制显得尤为关键。其强调家庭成员间资源共享与内部协同，以提升整体抗逆能力。

在失能老人家庭中，家庭成员需确保信息畅通与共享，实现资源循环，包括定期沟通，分享老人状况、需求及医疗信息。这有助于家庭成员了解老人情况，共同制订照护计划，确保信息畅通。

家庭资源的协同机制涉及任务分配与责任共担。家庭成员应明确分工，合

理分配照护任务，确保各成员发挥专长，共同承担家庭责任。内部协同有助于减轻个体负担，提高整体效率。

内部资源指家庭成员内部的资源，如情感支持、关系网络、家庭组织等。外部资源则来源于社会、社区和专业服务，如社会支持组织、医疗机构等。内部资源侧重于家庭内部的亲情与人际关系，外部资源则是外部环境的支持。

在失能老人家庭中，家庭资源的循环与协同机制至关重要。通过确保信息畅通、任务分工、亲情支持及内部与外部资源协同，家庭能更好地应对逆境，提高照护质量，最大限度地利用外部支持。理解并实践这些机制对帮助失能老人家庭渡过困境具有重要意义。

三、持续驱动：不断优化与改进家庭生态系统

在实现失能老人家庭照护质量的提升路径中，持续驱动与改进家庭生态系统至关重要。这强调了家庭需要不断适应新情境，不断改进家庭抗逆生态系统，以维持其良性循环和适应力。

首先，持续驱动与改进家庭生态系统需要建立在明确定义的要求之上。这些要求包括信息共享、任务分配、亲情支持、决策协商和资源共享。家庭成员应理解并积极实践这些要求，以确保家庭生态系统的稳定和成长。其次，需要家庭成员之间资源的协同和发展。这包括不断提升家庭成员的照护技能、情感智慧和问题解决能力。再次，家庭不应孤立地运作，而是需要与外部资源建立互动。这包括社区支持组织、医疗服务提供者和专业照护团队。家庭应积极寻求外部资源的支持，并与其协同工作，以提高照护质量和抗逆能力。最后，家庭还应定期评估决策和照护计划的有效性。这可以通过家庭成员之间的定期会议和反馈机制来实现。评估有助于发现问题并及时做出调整，确保家庭生态系统的良性循环。最后，应培养积极的家庭文化，强调共生性、亲情支持和照护价值观，并保证代际传承。

综上所述，通过明确的构建要求、内部资源的协同和发展、外部资源的互动、周期性的决策评估以及家庭文化的培养，家庭可以建立一个具有良性循环的抗逆生态系统，提高应对逆境的能力。这些实践有助于家庭转危为安，提升照护质量，同时保持家庭的健康和共生性。

第二节　动力模式：家庭抗逆力要素驱动组合匹配

家庭抗逆力要素的多样化驱动组合成为失能老人家庭抗逆力动力的来源，也可为失能老人和家庭带来信心和希望。首先，我们关注如何匹配和协调不同的驱动要素，如何促进家庭成员技能、社会资源、专业服务等资源的整合。其次，我们强调家庭抗逆力动力模式的灵活可变性，探究应对变化需求的学习、协作及灵活调整策略。最后，聚焦要素驱动组合匹配的动力生成，我们强调家庭成员的积极参与、资源调配和明确目标，进而推动失能老人照护效果提升。

一、协调之道：内部资源与外部资源的互补协调

如何匹配和协调不同的资源要素是家庭照护中的关键问题。不同的要素包括家庭成员的技能、社会资源、专业服务等，它们需要在照护中合理匹配和协调，以满足失能老人的多样化需求。

首先，家庭需要了解内外部资源要素的特点和作用。家庭成员的技能包括照护技能、情感支持和问题解决能力。社会资源包括社区支持组织、志愿者服务和长者俱乐部等。专业服务包括医疗护理、康复服务和社会工作等。其次，家庭需要制订明确的照护计划和建立责任分配，包括确定谁负责何种任务以及如何协调不同的要素。例如，如果家庭成员具备医疗护理技能，他们可以负责老人的日常医疗照护，而社会资源可以提供支持和咨询。家庭可以制定日程表和任务清单，确保各项任务得以合理分配和协调。

此外，家庭还可以积极寻求社区组织的帮助。社区组织通常提供政策信息、培训、生活照料服务、喘息服务等，帮助失能老人家庭更好地缓冲各种照护压力。家庭可以参加培训课程，寻求志愿者服务，或加入长者俱乐部，以获取额外的支持和建议。同时，匹配和协调不同要素还需要家庭考虑失能老人的具体需求。失能老人的状况和需求可能随着时间的推移而变化，因此家庭需要灵活地调整照护计划。家庭成员之间的协作和沟通也至关重要，有利于确保信息的流通和任务的分工。

随着信息技术的迅猛发展，网络平台已成为现代社会获取信息和寻求支持的重要渠道。家庭照护者可通过官方网站、专业论坛等平台获取相关知识和建

议，以便更好地应对家庭照护的挑战。此外，这些平台还能为照护者提供一个交流互动的空间，以分享经验、倾诉困扰，彼此给予情感上的支持和鼓励家庭认识到要素之间的互补性。不同的要素可以相互补充，发挥协同作用以提供全面的照护。例如，家庭成员的情感支持可以与专业服务相结合，从而提高老人的生活质量。社会资源可以填补家庭成员无法提供的支持，扩展照护的范围。最重要的是，匹配和协调不同要素需要家庭保持耐心和坚韧。照护是一项长期的任务，家庭需要保持信心，不断学习和改进，以应对各种情况。家庭成员之间的支持和理解也是保证协调的关键。

二、灵动变奏：家庭抗逆力动力模式的灵活可变性

在家庭抗逆力动力模式的构建中，我们必须高度重视灵活可变性，旨在确保家庭能够迅速适应不断变化的情境和需求，并在照护策略和资源使用方面进行灵活调整。

首先，家庭必须具备敏锐的应变能力，以应对失能老人状况变化所带来的挑战。根据老人的实际需求，家庭应适时调整照护策略，优化资源配置，确保为老人提供及时、高效的照护服务。例如，面对老人健康状况的恶化，家庭应重新规划照护计划，适度增加医疗护理频次，并积极寻求社会资源的支持。

其次，家庭成员间的协作与沟通也需保持高度的灵活性。在应对不同情境时，家庭应采取适当的沟通方式和协作模式。为确保家庭成员间的意见一致，可以定期举行家庭会议，共同讨论照护计划的进展与调整。在协作过程中，家庭成员应相互支持、理解与配合，共同应对新的挑战。这种灵活性不仅有助于维护家庭关系的和谐稳定，更有助于提升照护工作的整体效能。

同时，家庭应不断加强自身的学习与改进。照护工作是一项长期而复杂的任务，家庭应通过持续学习与培训，提高自身的技能和知识水平，以应对新的挑战。家庭可寻求专业机构的指导与建议，加强与社区支持组织的合作，获取更多的信息和资源。此外，家庭成员间可分享成功的案例和经验，实现共同学习与成长。

在灵活调整照护策略的过程中，家庭还需明确照护目标和价值观。确保在调整过程中不偏离核心目标，始终围绕老人的实际需求和期望展开工作。家庭成员应共同制定照护目标，明确老人的需求和期望，并以此为导向调整照护策略。在此过程中，家庭价值观发挥着至关重要的作用。例如，若家庭价值观强调尊重和尊严，照护策略则更应注重维护老人的自主权和个体选择。

最后，家庭在调整过程中还需充分考虑成员的个体需求和能力。每个家庭成员都具备不同的技能和资源，因此需灵活分配任务和责任。同时，家庭应尊重个体需求，充分满足成员的合理诉求。为减轻家庭成员的负担，家庭可制订个性化的照护计划，以满足不同成员的需求。需要注意的是，灵活性并不意味着无序和混乱。相反，家庭应在调整过程中保持有条不紊的状态，确保照护工作的有效性和效率。

通过增强应变能力、保持灵活的协作与沟通、持续学习与改进、明确照护目标和价值观以及充分考虑个体需求和能力等措施的实施，家庭能够更好地应对失能老人照护的挑战，提升照护质量并增强家庭抗逆力。

三、动力生成：要素驱动组合匹配的动能激发

动力生成在失能老人家庭照护质量提升中具有关键作用。动力生成的主要内涵在于家庭成员积极参与照护工作，共同决策和合理分配任务、资源。这一过程涵盖了许多方面，包括协作、沟通、决策制定、资源调配以及奖励机制的设定。动力生成的关键在于激发家庭成员的积极性和合作精神，使他们更有动力参与照护工作，并为提高照护质量而共同努力。

在家庭照护中，失能老人需要全面的支持和照顾，而这需要家庭成员的协作和积极参与。如果缺乏动力生成，照护工作可能会出现混乱和不协调，从而影响照护的质量和效果。动力生成还有助于促进家庭关系的共生和成长，增加成员之间的信任和合作，使家庭更加团结和谐。

动力生成需要家庭成员的积极参与和共识。家庭成员需要共同制订照护计划，明确谁负责何种任务以及如何将不同要素进行匹配。这需要开展积极的讨论和决策，以确保所有成员都参与其中，并认可照护计划的合理性。共识的形成可以激发家庭成员的合作动力，使他们更有动力参与照护工作。

动力生成需要资源的灵活调配，不同的要素可能需要不同的资源支持。家庭需要灵活地分配和调整这些资源，还需要设定明确的目标和奖励机制，以激发家庭成员的积极性。家庭成员可以共同制定照护目标，明确照护工作的重要性，并设定达成目标的奖励。这可以帮助成员保持动力，更加专注于照护工作，同时也增加了工作的意义感。奖励机制可以是物质奖励，也可以是口头表扬和家庭成员的支持。

通过家庭成员的积极参与和共识、资源的灵活调配、明确的目标和奖励机制，以及信任和合作的建立，家庭可以更好地应对失能老人的需求，提高失能

老人照护质量，同时促进家庭关系的共生和成长。

第三节 压力控制：家庭照护负担合理分配

在失能老人的照顾中，家庭照护者常常承受着巨大的压力。这种压力不仅来源于日常的生理需求，如帮助老人洗澡、进食、服药等；还涉及心理压力，如持续的紧张、焦虑和孤独感。因此，合理分配照护任务，有效控制压力，对家庭照护者来说至关重要。

一、负担评估：理性评估家庭照护的负担

家庭照护负担的评估是在失能老人家庭照护中确定家庭成员承担的照护工作量和负担的关键步骤。有效的评估可以帮助家庭合理分配照护任务，减轻家庭成员的照护压力，提高照护质量。一些常用的家庭照护负担评估方法如表8-1所示。

表8-1 常用的家庭照护负担评估方法

评估方法	具体内容	实际作用
照护日志和记录	家庭成员可以记录每天的照护活动，包括时间、工作内容、难度等信息。	有助于家庭成员了解自己承担的工作量，以及哪些任务需要更多的时间和精力。
家庭会议	定期召开家庭会议，讨论照护任务的分配和协调。家庭成员可以分享他们的感受和需求，共同制订照护计划。	有助于建立共识和合作精神，减轻不公平分配的压力。
专业评估	请专业的医疗保健工作者或社会工作者进行评估，以确定失能老人的具体需求和照护级别。	作为家庭照护计划的依据，确保任务分配更加科学和合理。
照护负担量表	使用照护负担量表来评估家庭成员的照护负担。这些量表通常包括时间、情感、金钱和生活质量等方面。	用于评估每位家庭成员的照护负担程度。

评估方法	具体内容	实际作用
照护需求评估	评估失能老人的照护需求，包括医疗、日常生活、社交和情感支持等方面。	有助于确定任务分配对象。

这些评估方法可以单独或结合使用，以便更全面地了解家庭照护负担的情况。通过评估，家庭可以更好地了解每位家庭成员的需求和负担，从而更科学地分配照护任务，减轻家庭成员的压力，提高照护质量。

二、任务分派：照护任务的协调与分配策略

照护任务的协调和分配策略在失能老人家庭照护中起着至关重要的作用。这些策略有助于家庭成员更有效地处理各种照护任务，确保老人获得全面的照顾。

家庭成员可以定期召开家庭会议，讨论照护任务分配。在会议中，家庭成员可以分享他们的意愿和能力，以便更好地分配任务。这有助于建立共识，减少冲突和不满，确保任务分配更加公平和合理。考虑到每位家庭成员的优势和兴趣，某些任务可能需要特定的技能或知识，因此将任务分配给最适合的人可能更有效。例如，一个家庭成员可能有医疗护理背景，可以更好地处理医疗问题，而另一个可能更适合处理日常生活支持任务。这种任务分配方式可以提高任务的质量和效率。建立轮班制度是分配任务的有效方式，通过轮班制度，家庭成员可以轮流负责照护工作，确保每个人都有休息和自我照顾的时间。这有助于减轻家庭成员的照护压力，避免疲劳和疲惫。如果有必要，可考虑聘请专业的照护人员来执行一些任务。专业人员可以提供高质量的照护，特别是医疗和护理的任务。这有助于分担家庭成员的负担，并确保老人获得专业的照护。

此外，建立奖励机制也可以激励家庭成员积极参与照护工作。家庭可以设定一些奖励措施，如家庭聚会、感谢卡或其他激励方式，以表扬和鼓励那些出色完成照护任务的家庭成员。这样的奖励可以增强合作和积极性，使家庭成员更有动力参与照护工作中。家庭成员还可以考虑使用技术工具来协调和管理照护任务。手机应用程序和在线日历可以帮助家庭成员共享任务和安排，确保每个人都清楚自己的责任。这些工具还可以提醒家庭成员执行任务，确保没有遗漏。开放和诚实的沟通有助于建立和谐的家庭关系，减轻照护过程中的紧张和压力。

三、压力管理：家庭照护的科学负荷控制策略

有效的照护压力管理对家庭成员和失能老人的健康和幸福都至关重要。失能老人家庭照护带来的压力可能会导致家庭成员的身心健康问题，如焦虑、抑郁和身体疾病。有效的压力管理可以减轻家庭成员的压力，确保他们的身心健康。

为了减轻失能老人家庭照护带来的压力，家庭成员可以采取以下策略：家庭成员可以积极主动地寻求朋友、邻居、社区组织的支持。比如，参加一个失能老人照护群，分享自己的困难和压力，并寻求帮助和理解。家庭成员需要关注自己的健康和幸福，可以定期安排自己的休息时间，并进行一些自己喜欢的活动，如运动、阅读、听音乐等，以保持身心平衡。此外，家庭成员还可以考虑寻找代理家庭成员（如护工、保姆等），以便有时间照顾自己的需求或获得喘息。同时，也可以考虑雇用专业护理人员，以减轻家庭成员的负担。家庭成员还可以参加一些照护技能培训课程，提高自己的照护能力。这不仅可以增加家庭成员的信心，还可以提供一些实用的技巧和策略，帮助他们更好地照料失能老人。在照护过程中，家庭成员还可能会面临一些复杂的问题和困惑。可以寻求专业的医疗和心理支持，如寻找医生、护理师、社工或心理咨询师的帮助。

第四节　数字赋能：数字技术推动失能老人家庭增权赋能

数字技术在老年照护领域的快速发展为提升失能老人家庭活力提供了全新的可能性。随着物联网、人工智能、大数据等技术的不断创新，这些数字技术已经渗透到照护服务的各个方面，为家庭提供更加高效、个性化、智能化的照护解决方案。数字技术在老年照护的发展，包括健康监测、远程医疗、虚拟现实等方面的创新应用，可为失能老人提供更便捷、个性化的医疗健康服务。数字技术与失能照护的融合，以智能化家居、电子健康记录和远程监护等方式，提高失能老人的生活质量和照护效果。数字技术的增权赋能作用，使失能老人更具知情权、自主决策能力，并通过信息获取和健康教育提升对健康问题的认识。

一、智慧演进：老年照护中数字技术的发展

数字技术在老年照护中的发展代表着现代科技与老龄化社会的交汇，为失能老人的生活和照护提供了前所未有的机会和支持。数字技术在老年照护中具有显著的优势和价值，主要体现在以下几个方面。

第一，智能化的健康监测设备为失能老人提供了更全面、便捷的健康管理方式。这些设备能够实时监测老人的生理数据，如心率、血压等，并将数据传输至手机应用程序或云端平台，供医生、家属或老人自己查看。这不仅有助于提前发现健康问题，而且也使得远程医疗成为可能，为那些行动不便或居住在偏远地区的老人提供了极大的便利。

第二，虚拟现实和增强现实技术的应用为老人的康复和生活质量提升带来了新的可能性。通过这些技术，老人可以进行平衡练习、运动康复等康复训练，并在虚拟环境中进行各种活动和社交互动，增强自信心和生活满意度。

第三，应用程序和在线平台在家庭照护中发挥着越来越重要的作用。家庭资源管理应用程序可以帮助家庭成员更好地协调照护任务和资源，提高整体效率。社交媒体和在线社区则为老人提供了更多的社交互动机会，有助于改善他们的心理健康和生活质量。

二、融合创新：失能照护与数字技术的紧密结合

随着数字技术的快速发展，其在老年照护领域的应用越来越广泛。智能化家居技术、电子健康记录和医疗管理技术、远程监护和社交互动技术等数字技术可为失能老人提供更加全面和个性化的照护服务。

智能化家居技术通过智能设备，如智能照明、语音助手、智能锁和智能温控系统等，为失能老人创造更加舒适和便捷的居住环境。这些技术有助于改善失能老人的日常生活质量，减轻照护者的负担，提高照护效率。

电子健康记录和医疗管理技术为失能老人提供了更加便捷和高效的医疗服务。通过电子健康记录系统，医疗专业人员可以随时查看失能老人的健康数据和医疗历史，从而提供更加个性化的医疗建议和治疗方案。此外，医疗管理应用程序可以帮助失能老人更好地管理药物、预约医疗服务和跟踪健康状况。

远程监护和社交互动技术为失能老人提供了更多的社交支持和安全保障。通过远程监控摄像头和社交媒体，失能老人可以与家人和朋友保持联系，参与

社交活动，分享经验和感受。这有助于减轻他们的孤独感，提高生活满意度。同时，远程监护系统也可以提供额外的安全支持，确保失能老人的安全。

数字技术与失能照护的融合不仅可以提高失能老人的生活质量、增强医疗管理和社交支持，还可以为照护者提供更加高效和个性化的工具和支持。未来，随着数字技术的不断创新和发展，我们有理由相信数字技术将为失能老人带来更加美好的生活体验。

三、赋能未来：数字技术的全方位增权赋能

数字技术在老年照护领域的应用是当前社会的重要趋势。它不仅可确保失能老人的知情权，还可增强失能老人及照护者的能力，进而提高生活质量和照护效率。

首先，数字技术可以帮助失能老人更好地了解自己的健康状况。通过数字工具，他们可以随时访问自己的健康数据和医疗历史，包括疾病诊断、治疗方案和药物管理等信息。这不仅可使失能老人更加了解自己的身体状况，还能够让他们更积极地参与医疗决策，提高治疗效果和满意度。

其次，数字技术可以为失能老人提供自主决策的支持。管理各种智能应用程序和设备可以帮助他们更好地管理日常任务，如医疗预约、药物、购物和社交互动等。这不仅提供了便利，还鼓励失能老人保持自主性，减少对照护者或家庭成员的依赖。例如，智能药盒可以提醒失能老人按时服药，避免漏服或错服的情况发生。同时，远程健康监测设备可以实时监测失能老人的生理数据，让他们更好地了解自己的健康状况，及时采取措施。

此外，数字技术还为失能老人提供了更多的信息获取和健康教育机会。互联网、健康应用程序和在线社区等平台为他们提供了大量关于疾病、治疗和健康生活方式的信息。失能老人可以随时查找医疗文章、健康建议和疾病管理资料等，满足他们对健康信息的需求。

第九章　构建失能老人家庭照护的社会支持网

　　失能既是个体损伤，也是家庭逆境，更是一种日益严峻的社会风险。要化解这种风险带来的社会困境，不仅需要老年个体及其家庭的积极应对，还离不开社区、政府和社会的支持。基于国际失能老人社会保障体系建设经验和国内社会实践调研成果，我们发现要保障失能老人能享有一个有尊严的、有生活质量的幸福晚年生活，需要建立丰富的社区服务体系、完善的长期护理保障制度和良好的社会文化环境。因此，我们建议以失能老人家庭照护为中心，从内而外系统构建起涵盖社区—政府—社会的社会支持网，为失能老人家庭提供更多的社会服务、制度保障和生存空间，帮助他们突破失能带来的多元生存困境。

第一节　加强社区照护服务支持：心理健康与生活服务并重

　　失能老人由于行动能力下降，社会活动范围受到限制，社区环境与支持网络显得尤为重要。打造老年友好型社区，不仅是满足老年群体宜居需求的客观必要，也是推动养老服务业发展的基础保障，是建设老年友好型社会的"第一步"。社区支持在失能老人及其家庭的积极发展中具有功能补全和沟通促进作用，能够增进失能老人及家庭的健康老龄化。因此，我们认为需要进一步增强社区在失能老人身心健康发展中的功能与作用，增加社区对失能老人的关爱，构建失能老人社区照护共同体。

一、完善社区老年心理健康服务体系

　　第一，加强社区失能老人心理自助能力建设。失能老人是自己心理健康的第一负责人，提高自我心理保健能力尤为重要。一方面，可以提升失能老人主

动健康的意识，使老人自觉地保持心理健康。通过社区、社会工作者、志愿者（学生）、社会专业组织的积极宣传，综合运用线上线下平台进行主动健康思想的宣传，促进失能老人树立健康意识，并通过积极心理干预使失能老人建立积极向上的心态，使失能老人形成积极主动保持身心健康的心理状态。另一方面，提高失能老人主动健康的能力，使失能老人能够采用多种方式调适自己的内心。社区可以通过派发传单、入户培训、线上线下讲座、心理健康文艺汇演等方式帮助失能老人了解和掌握心理健康基本知识，提升失能老人心理自助能力，从而保持积极主动的心理健康状态。此外，需要进一步拓展主动健康的社会资源，保障失能老人运用多种资源促进自身心理健康。例如，社区引进一批经验丰富的老年心理学与社会工作专家，在社区开设心理干预站点，定期开展心理干预及心理干预培训，保障失能老人既能获得心理干预服务，又能获得心理主动健康能力培训的资源。

第二，构建基于社区的失能老人心理互助体系。社区作为联结家庭与社会的中间地带，成为联结家庭最紧密的自然社会环境，是干预失能老人心理健康及其家庭心理健康的"最后一公里"。首先，强化社区在失能老人心理互助中的主导作用，社区通过定期上门和组织社区慰问服务等形式，了解失能老人心理及其家庭状况，开展失能老人心理健康状况评估，建立失能老人心理健康档案，对有心理干预需求的失能老人及其家庭开展心理慰藉服务并进行记录和随访。其次，通过建立失能老人家庭心理互助平台，搭建互助渠道，通过线上心理互助圈和线下心理互助帮扶活动，加强心理问题的沟通和交流，促进社区老人之间心理互助，尤其是发挥健康、低龄老人对失能老人心理问题的帮扶作用。同时，推动志愿者为失能老人提供心理关爱，开展社区居家失能老人巡访关爱活动，通过电话问候、上门探访等多种形式和互联网、物联网等技术手段，促进志愿者参与失能老人的心理干预服务。另外，鼓励有资质、有能力的社会组织在线上平台开展公益性的心理健康科普宣传，为照护者提供心理调节、矛盾化解、风险预防、护理技巧等方面的线上知识与技能援助。允许专业的社会组织进入社区开展相关的线下活动，并为其提供相应的硬性与软性条件支持，保障其能与失能老人家庭完成一对一、一对多的心理干预或咨询工作。

第三，构建社区失能老人心理干预专业支持体系。"自助"与"互助"的心理干预服务只能解决失能老人一些简单、不严重的心理问题，部分失能老人心理问题较为严重，需要更加专业的心理干预服务介入。因此，要鼓励社区卫生服务中心利用现有资源，建立老年心理积极干预的服务网点，引入拥有心理干预知识技能的专业人员（如高校心理学专业和心理健康教师、医院心理和精神科医生、社会从事心理咨询与治疗的专业人士等）与社区医生对接，通过社区医生对老人开展心理干预服务。另外，也可以加大中医药健康养生养老文化宣传，推广针灸、推拿、太极拳等中医传统疗养项目，在改善失能老人的躯体性日常生活能力的同时，愉悦心智，减轻抑郁、疲劳、焦虑等负面情绪，提升失能老人的正性情感。

二、健全社区长期照护服务体系建设

第一，推动社区为失能老人提供健康护理服务。社区作为联结家庭与社会的重要自然社会环境，也承担了基本公共服务中的卫生健康服务供给责任。失能老人及其家庭生活范围有限，能够获得的基本公共服务主要来自社区。因此社区应发挥公共服务供给功能，为失能老人长期照护提供健康护理服务。一方面，建议社区按照实施国家基本公共卫生服务项目的有关要求，开展失能老人健康评估与健康服务，协同社区医生评估老人 ADL、IADL、认知功能等。另一方面，为行动不便的失能、残疾、高龄、长期患病老人提供上门医疗护理服务，并依托社区护理站、社区卫生服务中心、乡镇卫生院等医疗卫生机构以及具备服务能力的养老服务机构，为失能老人提供长期居家健康照护服务。

第二，支持社区为失能老人提供生活照护服务。失能老人大多需要长期照护，当前家庭结构小型化使得家庭在养老功能上存在不足，社区是失能老人主要的生活居住地，社区存在天然的养老照护便利性，发挥社区养老照护功能能够弥补家庭功能的不足。首先，建议在社区以及街道建立喘息服务点，例如在社区综合服务中心设置"长者照护之家"楼层，为失能老人提供日常照料、营养送餐、助洁服务等综合性服务。对于轻度失能或家庭成员无法全天照护的失能老人，可以通过"长者照护之家"的日间照顾和晚上居家照护相结合的方式开展失能老人生活照护。对于失能程度较重、需要更专业医疗护理的老人，可通过专业养老机构提供喘息服务进行短暂托养。其次，发挥社会工作者和志愿者的照护服务作用。对社区养老服务人员及家庭照护者开展定期和不定期的专业照护技能培训，结合失能老人照护过程中对专业知识和技能的要求，对社区养老服务人员及失能老人家庭成员提供照护技能培训、精神慰藉引导、咨询指导等内容，提升家庭成员的照护能力。此外，可以在社区大力开展"时间银行"，鼓励年轻人和低龄老人、健康老人提供养老服务，鼓励年轻人照顾老人、低龄老人照顾高龄老人、健康老人照顾失能老人。最后，可安排志愿者定期入住社区"长者照护之家"、社区日间照料中心等社区养老服务中心帮助照护获得喘息服务的老人，缓解社区养老服务人员的照护压力，也可不定期组织协调志愿者对居家失能老人开展居家健康服务。

三、加强困难失能老人社区救助服务

第一，提高特殊困难失能老人社区救助支持力度。特困失能老人是弱势群体中的弱势群体，其居家生活面临更多的困难，也是最需要关心关爱的群体之一。发挥特困失能老人社区救助支持能力，有助于保障特困失能老人生活，提高特困失能老人生活幸福感，提升其心理资本。首先，社区可以建立特殊困难失能老人救助筹资渠道，广泛发挥各类公益福利基金会的社会募捐作用；建立特困失能老人家庭救助专业账户，多渠道、多层次建立特困失能老人家庭现金救助体系；加大救助资金投入，为紧急需求救助支持的特殊困难失能老人提供必要的救助支持。救助方式可以采用现金救助、实物救助、服务救助等。其次，将救助范围扩大到包括最低生活保障制度、医疗救助、心理救助、司法救助、生活护理救助等多方面内容。社区在具体救助中要制定完善相关工作指引，鼓励社工、义工、志愿者积极开展情绪支持、心理疏导等服务，引导各方面力量共同做好特殊困难失能老人的帮扶。同时，对社区内特殊困难失能老人建档追踪，并定期上门慰问或电话随访，及时了解特困失能老人遇到的问题并进行心理疏导。积极拓展社区失能老人救助资源，积极引入社会公益组织和志愿者团体，为特殊困难失能老人提供免费或低价的心理慰藉服务。

第二，探索针对特殊困难失能老人的社区精准化支持。特困失能老人群体数量不多，但其具体困难存在差异性，运用一般化养老服务支持手段难以解决特困失能老人最关心的问题。因此，应加强社区特困失能老人的救助制度设计，推动社区为特殊困难失能老人群体提供更为精细化、精准化、智能化的生活服务，提升特困失能老人生活幸福感。首先，可以探索建立社区"养老管家"，强化特殊困难失能老人及其家庭与社区的联结，通过"养老管家"为特殊困难失能老人及其家庭制定适宜的照护方案、协调社区资源、监督照护服务质量等，保障特殊困难失能老人获得充分照料服务。其次，对经济上困难的失能老人家庭，一是通过建档立卡，以政府兜底和社区支援服务等多种形式为特困失能老人免费提供长期护理服务；二是社区针对特困失能老人的具体情况，由社区专员负责，引入社会工作者进行定向支持，并建立监督机制，保证服务质量。另外，需要建立一支具有心理学专业知识的心理干预队伍，通过线上平台和线下社区站点对特别困难失能老人的紧急心理问题及时进行精准化干预和

疏导。

第二节　强化长期照护制度保障：鼓励混合福利与多元参与

　　长期护理保险作为专门应对失能风险的第六大社会保险，天然具有保障失能老人基本生活质量的功能。它能通过现金补贴、上门服务和技能培训为失能老人提供基本的照护资金和照护服务保障，确保失能老人能够享有一个有尊严的、有质量的晚年。通过实地调研，我们发现参加长期护理保险的失能老人不仅能够享受基础的生活照护、康复训练、心理慰藉等多种服务，还能获得基本的照护现金补贴和技能培训服务，其身心健康和生活质量普遍高于未参保的失能老人。

一、建立全面覆盖的长期护理保险制度

　　第一，逐渐扩大全国长期护理保险试点的城市名单。在我国社会经济结构整体转型与人口深度老龄化加速态势紧密交叠的背景下，扩大长期护理保险制度的全国试点范围是降低社会养老成本、缓解失能家庭照护负担、回应人民美好生活需要的关键措施。国家医疗保障局、财政部、人力资源和社会保障部等相关部门应加快多年试点经验的总结，出台更多规范性制度和保障措施，逐渐放开长期护理保险制度的探索，鼓励并指导老龄化程度严峻、失能照护需求迫切的地区，因地制宜建立具有地方特色的长期护理保险制度，从而为更多失能老人提供基础性的长期照护资金和服务保障。

　　第二，试点城市应深化扩大长期护理保险覆盖范围。对于已经开展长期护理保险制度试点的地区，应根据前期试点经验和长期护理保险基金规模深化制度的改革，进一步扩大长期护理保险的覆盖范围。一方面，积极探索建立城乡居民长期护理保险，为城乡居民基本医疗保险参保人提供长期照护保障，促进城乡居民与城镇职工两类群体社会福利的均衡发展。另一方面，在长期护理保险基金安全可持续发展的条件下，鼓励进一步扩大长期护理保险的受益范围，将待遇给付条件从重度失能拓展到中度失能，保障更多失能老人的基本生存权益，让他们能够享有体面而有尊严的社会生活。

　　第三，加强试点城市长期护理保险的宣传推广力度。长期护理保险制度与

传统社会保险制度的运行存在差异性，待遇给付无法自动结算，需要失能群体主动申请待遇给付资格审查，才能获得相关的社会福利。要实现应保尽保，必须加强试点城市加大长期护理保险的宣传推广力度。一方面，应将长期护理保险经办机构的宣传工作任务纳入绩效考核范畴，鼓励经办机构与社区基层组织合作，定期开展长期护理保险的实地推广和政策宣传。另一方面，医疗保障部门也需要创新政策宣传手段，将传统媒体与新媒体相结合，利用新闻广播和线上网络平台轮番报道长期护理保险的政策内容和实施成效，让更多失能老人能及时享受长期护理保险的政策福利。

二、倡导促进老年能力发展的制度建设

第一，注重失能老人的健康能力保障。随着人口老龄化、疾病谱变化以及生活方式变迁，将健康风险管理关口前移，从而增强健康教育、疾病预防、鼓励健康生活方式等工作的重要性日益凸显。因此，在我国长期护理保险未来的制度改革中，应该加强失能老人健康保健相关的长期照护服务供给，尤其重视失能失智的预防与延缓干预工作。一方面，建议各试点地区建立预防和延缓失能失智保障金，加大对老年综合能力的评估和摸底，建立健康档案，提高他们对失能失智风险的防范意识和培养日常健康行为，做到早发现、早预防；另一方面，采取一系列的失能失智综合干预措施，对 65 岁及以上高风险老年群体进行预防性护理，促进和引导轻度失能老人主动健康能力的发展，从而延缓失能失智风险的升级。这既能有效防止失能老人健康贫困和照料贫困的发生，又能促进我国长期护理保险基金的可持续发展。

第二，加强失能老人的心理资本建设。身心失衡是广大失能老人家庭面临的长期性现实难题。因此，需要增大对失能失智老人的精神、心理及社会因素的考虑，将精神慰藉服务纳入长期护理保险制度的保障范围之中。建议各试点地区重视失能老人家庭心理健康问题，将其纳入长期护理保险的待遇给付范畴，引导定点服务机构为失能老人家庭提供心理评估与干预服务，缓解失能老人家庭矛盾与心理危机；鼓励有资质、有能力的社会组织在线上平台开展公益性的心理健康科普宣传，为失能老人及其家庭照护者提供问题预防、心理调节、矛盾化解等方面的线上知识与技能援助，促进失能老人心理健康和精神状态的积极发展，从而有效预防失能老人的精神贫困与社会贫困。

第三，促进失能老人的社会功能提升。从我国长期护理保险的试点实践来看，大部分政策设计对失能老人情感关怀、社会尊重、活动参与等社会需要的

关照不足，这也体现出目前我国长期照护服务供给中的缺漏与不足。因此，建议在后续的长期护理保险制度试点与改革过程中强化"以人为本"的基本理念。鼓励更多社会工作组织、志愿组织、校园组织等参与长期照护服务供给，将人文关怀、活动参与、爱心探访等服务项目纳入长期护理保险的待遇给付范围，通过节日慰问活动、老人关爱行动、社区集体活动等方式，让更多社会成员"走进"失能老人的日常生活；并借助各种辅助器具和智能设施使失能老人"走出"家庭，从而增强他们与社会的联结关系，促进他们的社会参与和功能发挥，维持和提升体面和有尊严的生活质量。

三、构建多元主体参与的护理服务结构

第一，加强家庭照护者的技能培训。通过制度设计来刺激家庭照料责任的回归与重塑，综合提升家庭照护能力，增强家庭的照料功能。建议各试点地区将家庭照护者培训纳入长期护理保险制度的待遇给付之中，聘请医生或护士根据失能老人的特点制订有针对性的照护指导计划，并通过线下实操教学方式对家庭照护者进行一对一的知识技能培训，改善家属的照护理念和知识技能。另外，鼓励定点培训机构建立照护技能交流微信群，为家庭照护者提供及时线上答疑服务，便于解决照护过程中遇到的疑难问题，并随时更新与老年健康和老年护理相关的知识方法。这既能保障失能老人科学的基础生活照料，又能提升家属的照护能力，降低照护负担。

第二，激活社区日间照料中心的托老功能。根据我国"9073"的养老格局，社区养老的重要性仅次于家庭养老，是对家庭养老和机构养老的一种重要补充，主要依托社区日间照料中心来实现。然而，研究表明社区日间照料中心在运营过程中存在定位不清、护理人员缺乏、照护设施不足等问题，导致失能老人无法得到专业化的日间照料服务，社区日间照料中心最终沦为健康老人的"娱乐室"和"活动中心"。因此，建议各试点地区在前期建设基础上，引入市场化机制和模式重新运营和发展社区日间照料中心，并将其纳入长期护理保险的服务供给范畴，充分激活日间托老和失能照料的功能，为有需要的失能老人提供专业化的社区居家养老服务。

第三，扩大养老服务专业的人才培养。我国将在"十四五"期间迈入中度老龄化社会，失能老人规模将随之不断扩大，家庭无法满足的长期照护需求也将进一步溢出。因此，在积极应对人口老龄化的重要窗口，各试点地区应积极利用长期护理保险实践的制度红利，大力推动市场养老服务的规模化发展，助

推健康养老、智慧养老、医养结合等养老领域高质量发展。同时，应着重健全养老服务行业的薪酬体系和晋升发展渠道，建立完善的养老服务与健康管理人才教育体系，将更多青年劳动力吸纳入养老服务行业，快速扩大养老服务人才的队伍建设，从而弥补我国养老服务人才供给与社会养老服务需求之间的巨大缺口。

第三节　建设老龄友好社会空间：兼顾环境技术与社会文化

建设老龄友好社会空间对于提升失能老人生活质量十分重要。当前老年友好社会环境建设主要集中在宜居环境建设方面，且起步晚、发展程度低，呈现出碎片化特征，缺乏对于适应健康老龄化社会的多方措施的统筹兼顾，尤其缺少制度、文化和技术方面的社会健康老龄化策略引导。因此，我们从社会层面提出以老年友好社会建设为目标的健康老龄化社会保障政策，包括老年友好环境的改造、老年友好技术的建设以及老年友好文化的培育。

一、强化社会环境的适老化建设

第一，构建老年社区居家友好环境，保障居住安全。社区居家环境是失能老人日常生活最主要的场所，推动社区和居家养老环境适老化有助于老年友好型社区环境建设，缓解失能老人因生理、心理机能变化导致的不适应，让失能老人居家养老更安全、更舒适、更有品质。一方面，鼓励各地根据自身情况构建统一的适老化改造工作平台，为老人特别是失能老人提供一站式改造服务。探索建立适老化改造分类清单，鼓励推广失能老人家庭养老照护床位建设，促进居家适老化改造的多层次、多样化发展。另一方面，要优化社区公共活动空间环境，基于失能老人生活体验，打造适宜失能老人居住的社区生活居住环境。同时，根据失能老人基本生活需求配置社区养老服务设施，增强社区公共服务便利性，例如对社区养老服务设施进行分区分级规划设置，推动社区养老服务设施兼顾适老化与覆盖面最大化，重视质量和运营管理，确保设施适宜失能老人使用。

第二，公共交通环境的适老化改造，保障交通便利。老年社区适老化公共交通空间将公共活动空间或休息空间等其他各个功能空间联系在一起，因此在社区公共交通环境适老化改造过程中应当注重多种功能的结合，兼顾失能老人的身心特点和多重需求，建设适老化出行环境。首先，推行居住区内无障碍通行改造，社区公共建筑中的节点处如单元门、楼梯、扶手、坡道等是改造的重点；也要提升社区步行路网的安全性和便捷性，通过道路维修改造，规范停车，定时清除路面障碍物，优化社区交通体系，方便失能老人的日常出行和户外活动。在城市中的街区公共交通适老化改造中，通过道路优化、公共交通建筑适老化、公共交通工具无障碍化，保障失能老人的安全出行。针对部分交通路口人行通道过长、红绿灯时间短问题，可通过增设人行道安全岛等设施加以改造。

第三，公共活动环境的适老化改造，保障身心健康。在公共休息设施适老化改造中，可在公共活动空间提供导热性较差的公共座椅，设置靠背，根据老人身体尺度设置活动扶手，满足健康老人与失能老人不同的需求。对公共场所无障碍坡道适老化改造时，可在公共场所入口与坡道边设置黄色光带，为老人提供夜间导视，坡道上方设置顶棚或小窗，增加空间私密性，兼顾健康老人与失能老人的身心特性。其次，可以在街区设置专为老人打造的公共室内健身房（如长者运动之家等），设置多样化适老健身设备，为老人提供包括体质测试、基础健康检测、科学健身指导、慢性病运动干预、运动康复训练等功能丰富的老年健身服务，还能通过康复师为失能老人提供专业康复运动指导。另外，公共文化娱乐设施适老化改造要着力提升设施的适用性、便利性、安全性，如电影院、图书馆、博物馆等可在接待大厅使用较大字号作为标识，为老人指引购票取票、进场、扫码等，让老人享受文化休闲活动时更加便捷舒适。在观影厅、阅览区、会场等配备轮椅座、设立老人爱心专用通道，并设置放大的标识，方便老人识别。

二、促进科学技术的适老化发展

第一，消除数字鸿沟，促进科学技术适老化发展，促进社会联系和社会参与。智慧养老也要适老化发展，技术先进并不代表就适合老人。科技理当以人为本，技术更需要适老化。首先，持续推进针对失能老人的互联网应用和移动终端、APP 应用适老化改造，采用大字体、大图标、高对比度、便捷切换的界面，鼓励企业研发相关应用的"老年版"并将其纳入日常更新维护，针对老年残障群体设计内容推荐算法，体现技术的适老化。其次，建立社区教育建设智能应用技术教育体系，综合运用线上线下渠道开展智能技术应用培训，围绕老人关心的出行、医疗、购物、办事等问题，开发建设智能生活应用线上课程，组织社会组织或志愿者团队深入社区开展老人运用智能技术培训和推广，利用线上和线下方式拓宽培训和推广的覆盖面。

第二，推动智能服务适老化，保障失能老人融入智慧社会，提升生活质量。对医疗、社保、民政、金融、电信、邮政、出入境、生活缴费等社会服务，为老人保留人工窗口和电话专线。加强公共服务领域"一证通行"建设，大力推动身份证、银行卡、电话卡信息归集和数据互联互通。在全社会定期开展拒收现金专项治理，保障老人特别是失能老人能够正常融入智慧社会。开设老年智能产品与服务的线下体验店，为老人提供线下体验、免费试用服务，方便老人选择适合自己的智能产品与服务，同时提供老年智能产品补贴，让更多中低收入的老人及失能老人家庭享受智能产品与服务。

三、营造健康积极的老龄化氛围

第一，倡导积极老龄观和健康老龄化理念，营造敬老、爱老、助老的社会氛围。在全社会倡导积极老龄化和健康老龄化理念，增强全社会老龄意识和敬老意识，营造尊老、敬老、爱老、助老、惠老的浓厚社会氛围，促进老年友好文化氛围建设，推动健康老龄化中国方案的落实。首先，加强人口老龄化国情教育，推动中小学综合实践活动和高校学生通过社会实践内容为老人志愿服务，增强全社会对人口老龄化的认识。通过组织线上线下的主流媒体、新媒体，开展专栏宣传我国老龄事业发展现状和成就，开展"老有所为"先进典型人物宣传活动，深化公众、媒体、政策制定者等群体对人口老龄化的认识和理解。其次，发挥基层党政领导和老龄工作事业单位在敬老爱老助老中的模范带头作用，走进老人家庭、老人社区、养老机构、老年大学等，开展关心慰问工作，帮助他们解决实际困难。鼓励社区工作者和志愿者通过电话问候、上门慰问、为老人读报、陪老人聊天等方式，定期或不定期为他们提供心理关怀志愿服务，有针对性地进行心理咨询和心理疏导，使老人摆脱孤独寂寞，保持健康的精神状态。

第二，加强老年健康教育，促进失能老人主动健康。老年健康教育有助于帮助老人特别是失能老人学习健康知识和健康技能，自主管理自己的健康，延缓失能状况，增进心理健康。一方面，加强健康老龄化理念教育。强化"个人是自身健康的第一负责人"的观念，促进老人及其家庭践行健康生活方式。如社区卫生服务中心积极开展多种形式的老年健康宣传活动，促进老年健康知识和老年健康服务政策宣传的精准化，为失能老人及其家庭进行精准宣传，促使失能老人主动健康意识的树立，鼓励失能老人及其家庭保持积极应对的心态，提高失能老人心理健康水平。另一方面，加强老年基本健康知识科普。采用线上"云教育"与线下社区健康教育相结合的方式，使失能老人掌握饮食、生活、自我监测、心理调适等相关的健康技能。鼓励老人及其家庭成员学习相关中医药知识与锻炼方法，积极发挥中医药知识在老年群体中预防保健、慢性病疗养、功能康复等方面的作用。

第三，促进失能老人的社会活动参与，提升失能老人生活幸福感。许多中轻度失能老人仍有一定自理能力，但缺乏社会参与的机会，只能生活在狭小的家庭空间内，容易产生孤独、郁闷等负面情绪。因此，应积极推动社区提供失能老人社会活动参与机会，促进失能老人的社会活动参与。一方面，社区可积极组织开展运动量较小的、内容丰富、形式多样、对健康有益的老年文化体育活动，如组织老人参加棋牌友谊赛、文化讲座、社区音乐会等活动，丰富失能老人精神文化生活。其次，部分低龄失能老人有参与志愿服务的意愿和能力，社区可以鼓励低龄失能老人通过志愿服务参与社区活动。例如引导部分低龄、轻中度失能老人开展社区环境及公共设施维护，鼓励具有文艺特长的失能老人参与社区音乐队、社区美术队等社区志愿团队，促进失能老人的社区参与，推动失能老人老有所为，提升失能老人晚年生活幸福感，促进失能老人保持积极向上的心理状态，保障失能老人心理健康。

参考文献

[1] BALTES P B. Theoretical propositions of life-span developmental psychology: on the dynamics between growth and decline [J]. Developmental psychology, 1987, 23 (5): 611-626.

[2] BROWN J. Bowen family systems theory and practice: illustration and critique [J]. Australian and New Zealand journal of family therapy, 1999, 20 (2): 94-103.

[3] GOLDSMITH A H, DARITY W, VEUM J R. Race, cognitive skills, psychological capital and wages [J]. Review of black political economy, 1998, 26 (2): 13-22.

[4] GILLEARD C, HIGGS P. Old people as users and consumers of healthcare: a third age rhetoric for a fourth age reality? [J]. Aging and society, 1998, 18 (2): 233-248.

[5] JENNIFER R, GEETIKA S, DEPP C A. Older Adults' perspectives on successful aging: qualitative interviews [J]. The American journal of geriatrics psychiatry, 2010, 18 (7): 567-575.

[6] KATZ S. Growing older without aging? Positive aging, anti-ageism, and anti-aging [J]. Journal of the American society on aging, 2001, 25 (4): 27-32.

[7] LISSETTE M P, JOHN R, MELISSA J K H, et al. Stakeholders' ideas about positive aging for Latinos: a conceptual map [J]. Journal of applied gerontology, 2020 (7): 1-14.

[8] LUTHANS F. The need for and meaning of positive organizational behavior [J]. Journal of organizational behavior, 2002, 23 (6): 695-706.

[9] LUTHANS F, YOUSSEF C M, AVOLIO B J. Psychological capital:

developing the human competitive edge [M]. Oxford: Oxford University Press, 2007.

[10] LUTHANS F, NORMAN S M, AVOLIO B J, et al. The mediating role of psychological capital in the supportive organizational climate—employee performance relationship [J]. Journal of organizational behavior, 2008, 29 (2): 219—238.

[11] LUTHANS F. Psychological capital: implications for HRD, retrospective analysis, and future directions [J]. Human resource development quarterly, 2012 (23): 1—8.

[12] MCCUBBIN H, MCCUBBIN M. Typologies of resilient families: emerging roles of social class and ethnicity [J]. Family relations, 1988, 37 (3): 247—254.

[13] MOMTAZ Y A, HAMID T A, IBRAHIM R. Unmet needs among disabled elderly Malaysians [J]. Social science & medicine, 2012, 75 (5): 859—863.

[14] NAGI S Z. Some conceptual issues in disability and rehabilitation [R]. Sociology and rehabilitation, 1965: 100—113.

[15] PETERSON C, SELIGMAN M E P. Character strengths and virtues: a handbook and classification [M]. Oxford: Oxford University Press, 2004.

[16] ROWE J W, KAHN R L. Successful aging [J]. The gerontologist, 1997, 37 (4): 433—440.

[17] ROCHE M, Haar J M, Luthans F. The role of mindfulness and psychological capital on the well—being of leaders [J]. Journal of occupational health psychology, 2014, 19 (4): 476—489.

[18] SELIGMAN E P. Building human strength: psychology's forgotten mission [J]. APA monitor, 1998, 29 (1): 12—18.

[19] SELIGMAN E P, CSIKSZENTMIHALYI M. Positive psychology: an introduction [J]. American psychologist, 2000, 55 (1): 5—14.

[20] STOWE J D, COONEY T M. Examining Rowe and Kahn's concept of successful aging: importance of taking a life course perspective [J]. The gerontologist, 2015, 55 (1): 43—50.

[21] VERBRUGGE L M, JETTE A M. The disablement process [J]. Social

science & medicine, 1994, 38 (1): 1−14.

[22] WALSH F. A family resilience framework: innovative practice applications [J]. Family relations, 2002, 51 (2): 130−137.

[23] WALSH F. Family resilience: a developmental systems framework [J]. European journal of developmental psychology, 2016, 13 (3): 313−324.

[24] 中国老龄科学研究中心. 中国老龄产业发展报告（2021—2022）[M]. 北京：社会科学文献出版社，2023.

[25] 王雪辉. 中国老年失能的理论再思考及测量模型构想 [J]. 宁夏社会科学，2020（5）：147−155.

[26] 徐晓军，张楠楠. 社会边缘化的"心理—结构"路径——基于当代中国失独人群的经验研究 [J]. 社会学研究，2020，35（3）：145−168+245.

[27] 李丹，辛亚坪. 从失能到"隐形"：空间理论视角下失能老人边缘化困境的生成过程 [J]. 老龄科学研究，2024，12（2）：30−46.

[28] 葛文德. 最好的告别 [M]. 王一方，彭小华，译. 杭州：浙江人民出版社，2015.

[29] 张新辉，李建新. 现代化变迁与老年人家庭地位演变——以代际同住家庭经济决策权为例 [J]. 人口与经济，2019（4）：94−106.

[30] 叶光辉，杨国枢. 中国人的孝道：心理学的分析 [M]. 重庆：重庆大学出版社，2009.

[31] 郑杭生. 社会学概论新修 [M]. 4版. 北京：中国人民大学出版社，2013.

[32] 罗荣渠. 现代化新论——中国的现代化之路 [M]. 上海：华东师范大学出版社，2013.

[33] 费孝通. 家庭结构变动中的老年赡养问题——再论中国家庭结构的变动 [J]. 北京大学学报（哲学社会科学版），1983（3）：7−16.

[34] 贺雪峰. 农村家庭代际关系的变动及其影响 [J]. 江海学刊，2008（4）：108−113+239.

[35] 陈柏峰. 代际关系变动与老年人自杀——对湖北京山农村的实证研究 [J]. 社会学研究，2009，24（4）：157−176+245.

[36] 杨敏，郑杭生. 个体安全：关于风险社会的一种反思及研究对策 [J]. 思想战线，2007（4）：82−89.

[37] 景军，吴学雅，张杰. 农村女性的迁移与中国自杀率的下降 [J]. 中国农业大学学报（社会科学版），2010，27（4）：20-31.

[38] 刘燕舞. 中国农村的自杀问题（1980—2009）——兼与景军先生等商榷 [J]. 青年研究，2011（6）：72-82+93-94.

[39] 杨华. 分化、竞争与压力的代际传递——对农村老年人自杀现象的理解 [J]. 北京工业大学学报（社会科学版），2017，17（6）：34-51.

[40] 修白. 天年 [M]. 北京：作家出版社，2020.

[41] 孔丽娜，王云岭，孙洪岩. 论老龄化社会中的尊严死亡 [J]. 医学与哲学，2021，42（20）：43-46+55.

[42] 傅伟勋. 死亡的尊严与生命的尊严 [M]. 北京：北京大学出版社，2006.

[43] 王云岭. 参悟生死：来自中国本土的生死教育 [M]. 济南：山东人民出版社，2020.

[44] 胡宏伟，李延宇. 中国农村失能老年人照护需求与成本压力研究 [J]. 中国人口科学，2021（3）：98-111.

[45] 丁百仁，王毅杰. 由身至心：中国老年人的失能状态与幸福感 [J]. 人口与发展，2017（5）：82-90.

[46] 姜兆萍，周宗奎. 老年歧视的特点、机制与干预 [J]. 心理科学进展，2012，20（10）：1642-1650.

[47] 穆光宗. 丧失和超越：寻求老龄政策的理论支点 [J]. 市场与人口分析，2002（4）：45-53.

[48] 穆光宗. 老年发展论——21世纪成功老龄化战略的基本框架 [J]. 人口研究，2002（6）：29-37.

[49] 穆光宗. 成功老龄化：中国老龄治理的战略构想 [J]. 国家行政学院学报，2015（3）：55-61.

[50] 穆光宗. 成功老龄化之关键：以"老年获得"平衡"老年丧失" [J]. 西南民族大学学报（人文社会科学版），2016，37（11）：9-15.

[51] 郭爱妹，顾大男. 成功老龄化：理论、研究与未来展望 [J]. 南京师大学报（社会科学版），2018（3）：102-110.

[52] 世界卫生组织. 积极老年化政策框架 [M]. 中国老龄协会，译. 北京：华龄出版社，2003.

[53] 林宝. 积极应对人口老龄化：内涵、目标和任务 [J]. 中国人口科学，2021（3）：42-55.

[54] 世界卫生组织. 关于老龄化与健康的全球报告[R/OL]. (2015-09-29)
    [2023-02-06]. http：// www. who. int/publications/i/item/9789241
    565042.

[55] 孙鹃娟. 健康老龄化视域下的老年照护服务体系：理论探讨与制度构想
    [J]. 华中科技大学学报（社会科学版），2021，35（5）：1-8.

[56] 葛延风，王列军，冯文猛，等. 我国健康老龄化的挑战与策略选择 [J].
    管理世界，2020，36（4）：86-96.

[57] 戈布尔. 第三思潮：马斯洛心理学 [M]. 吕明，陈红雯，译. 上海：译
    文出版社，1987.

[58] 李金珍，王文忠，施建农. 积极心理学：一种新的研究方向 [J]. 心理
    科学进展，2003（3）：321-327.

[59] 张志学. 家庭系统理论的发展与现状 [J]. 心理学探新，1990（1）：
    31-34+20.

[60] 胡寄窗. 西方经济学说史 [M]. 上海：立信会计出版社，1991.

[61] 舒尔茨. 论人力资本投资 [M]. 吴珠华，陈剑波，张伟，等译. 北京：
    经济学学院出版社，1990.

[62] 党俊武. 关于建构人类老年期理论的若干考量 [J]. 老龄科学研究，
    2016，4（2）：3-10.

[63] 安叶青，七十三，曾小叶，等. 家庭抗逆力理论在风险应对领域的应用：
    演变、价值及挑战 [J]. 心理科学进展，2023，31（3）：428-442.

[64] 柯江林，孙健敏，李永瑞. 心理资本：本土量表的开发及中西比较 [J].
    心理学报，2009，41（9）：875-888.

[65] 路桑斯，约瑟夫，阿沃利奥. 心理资本：打造人的竞争优势 [M]. 李超
    平，译. 北京：中国轻工业出版社，2008.

[66] 马斯洛. 动机与人格 [M]. 3版. 许金生，程朝翔，刘锋，等译. 北京：
    中国人民大学出版社，2007.

[67] 丁百仁，王毅杰. 由身至心：中国老年人的失能状态与幸福感 [J]. 人
    口与发展，2017，23（5）：82-90.

[68] 邓大松，唐嘉梨. 老年人生活满意度及其影响因素研究——基于中国健
    康与养老追踪调查数据 [J]. 理论月刊，2021（12）：116-124.

[69] 张文宏，阮丹青. 城乡居民的社会支持网 [J]. 社会学研究，1999（3）：
    14-19+22-26.

[70] 张文宏. 中国城市的阶层结构与社会网络 [M]. 上海：上海人民出版

社，2006.

[71] 张乐，童星. 民生建设的两翼：灾害治理与社会保障 [J]. 探索与争鸣，2018（10）：106－114＋143－144.

[72] 陈琦，刘儒德. 当代教育心理学 [M]. 北京：北京师范大学出版社，2007.

[73] 埃里克森，埃里克森，克福尼克，等. 整合与完满：埃里克森论老年 [M]. 王大华，刘彩梅，译. 北京：中国人民大学出版社，2021.

[74] 沃尔什. 家庭抗逆力 [M]. 朱眉华，译. 上海：华东理工大学出版社，2013.

后　记

　　对失能老人的关注源于多年来对老人的走访和观察，身边熟悉的老人越来越多地因年岁增长或因疾病产生生理功能退化，导致日常生活能力下降与活动的障碍，并进而导致不同程度的心理危机与家庭危机。十年来不断接触到层出不穷的失能家庭故事，看到各种各样的心路历程，使我越发强烈感受到老龄社会的冲击与老年失能的社会风险。有数据显示，我国老年群体平均带病生存期约8年，意味着我国老人健康质量堪忧。带着多年的经验观察与学术研究的关怀，我们团队开始了健康老龄化领域的探索，并相继开展国家社科基金面上项目"健康老龄化背景下失能老人心理资本建设研究"、四川大学创新火花重点项目"家庭抗逆力视角下失能老人家庭照护模式及其资源整合策略研究"等。在基金项目的支持下，研究团队以失能老人为重点关注对象，深入家庭和养老机构持续开展实地调研。在成都与长期护理保险上门服务机构合作；在西安与社区网格员一起，上门探望失能老人，陪老人聊天，从而完成失能老人心理状态问卷调查；在四川跟随社区卫生中心开展的失能老人"敲门行动"，完成失能老人家庭抗逆力问卷调查；跟保险公司合作，作为观察者见证了失能失智等级评定的操作过程；还有无数次深入养老机构调研老人，与护理员攀谈。开展研究的几年中，时逢新冠疫情肆虐，调研时断时续，焦虑时增时减，最让我感动的是，年轻的团队成员们始终坚持不懈，总是满腔热情地参与调研，深怀悲悯地分享调研心得。可以说整个研究失能老人的过程，就是一个最好的老龄化国情教育的过程，是一个培养孝道、洗涤灵魂的过程。一路走过来，发现自己与团队伙伴们都变得视野更宽广、更感恩、更知足。在此期间，团队两名博士生完成了《健康老龄化背景下我国失能老人需要未满足状况及影响因素研究》《长期护理保险的多维减贫效应及路径研究》学位论文，并顺利获得博士学位。

　　在完成研究与本书成书的过程中，要感谢的人很多很多。

　　感谢有缘相遇的各位老人及其家庭，感谢你们的信任与坦诚的交流！因为你们的接纳，我们看见了最真实的老年景况，你们的坚韧、乐观、向死而生的勇气与活法为我们提供了最好的生命样板。

感谢各位参与调研与报告撰写的研究生们，陈曦、祁国洁、陈阳、范金娟、崔路瑶等克服困难，完成了成都、西安等地的调研，为本书积累了翔实的案例和数据材料。2021年底因西安调研之行集体被隔离，个中艰辛，令人记忆犹新。感谢白鸽、陈丹妮、侯森、李孟娟、商桐、张芊等参与部分调研与分析，过程中进行多次论证与修改，为本书贡献了重要的案例与实证分析结果。没有你们的披星戴月、砥志研思，不可能有本书的形成。

感谢四川省老龄健康中心、西安莲湖区民政局、成都市八医院、成华区中医院、青羊区文家场卫生院等各级部门与机构的支持！特别感谢西北大学公共管理学院雷晓康院长及其优秀的研究生郑冰茹、张琇岩，没有你们的大力支持，我们的西安调研将无法开展。

感谢四川大学出版社梁平老师，没有你的辛勤付出，本书不可能如期出版。

感谢一起完成本书撰写的三位作者——辛亚坪、向黎明和张凯，你们风华正茂，未来可期，希望在学术之路上越走越远，永葆初心。

李　丹

2024年1月